人体肌肉
拉伸手法图解

上肢 ◀

李 威　李清正　著

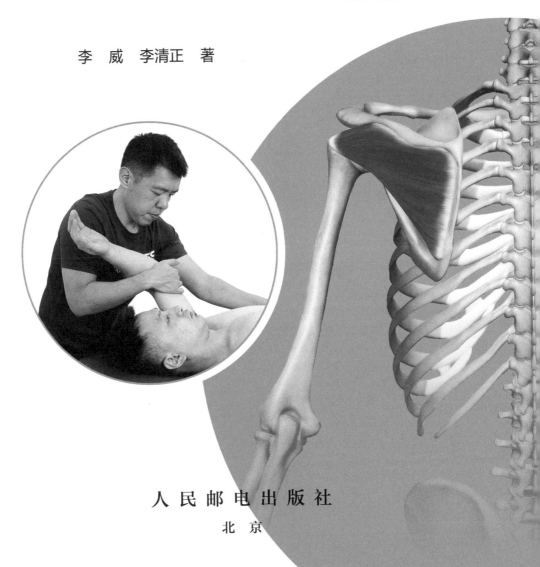

人民邮电出版社

北京

图书在版编目（CIP）数据

人体肌肉拉伸手法图解. 上肢 / 李威，李清正著
. -- 北京：人民邮电出版社，2022.9
ISBN 978-7-115-58929-3

Ⅰ. ①人… Ⅱ. ①李… ②李… Ⅲ. ①上肢－康复训
练－图解 Ⅳ. ①R493-64

中国版本图书馆CIP数据核字(2022)第046963号

内 容 提 要

本书由国家体育总局体育科学研究所的专家，在总结多年理论研究与服务国家举重队等多支国家队实践经验基础上创作而成。本书配有丰富的肌肉图与真人实拍图，从肌肉解剖、功能和拉伸技术三个方面全面介绍了肩关节、肘关节和腕关节等处的 30 余种上肢肌肉的拉伸手法，为因肌肉短缩而导致运动功能降低的运动员、健身爱好者等人群提供了系统、科学、有效的拉伸解决方案，适合运动员、健身爱好者、物理治疗师等人群阅读。

◆ 著 李 威 李清正
责任编辑 裴 倩
责任印制 马振武

◆ 人民邮电出版社出版发行 北京市丰台区成寿寺路 11 号
邮编 100164 电子邮件 315@ptpress.com.cn
网址 https://www.ptpress.com.cn
涿州市般润文化传播有限公司印刷

◆ 开本：700×1000 1/16
印张：10.25 2022 年 9 月第 1 版
字数：178 千字 2024 年 11 月河北第 4 次印刷

定价：69.80 元

读者服务热线：(010)81055296 印装质量热线：(010)81055316
反盗版热线：(010)81055315
广告经营许可证：京东市监广登字 20170147 号

PREFACE

随意运动（以下简称运动）是指个体在特定环境中有目的地主动完成某一任务所采用的策略。中枢神经系统发出的神经冲动到达外周效应器后引起肌肉收缩，肌肉通过收缩带动其所附着的骨及骨连结产生位移，从而产生运动，骨、骨连结和骨骼肌共同组成了运动系统。

当肌肉的循环和神经支配均处于最佳状态时，肌肉可自由活动，收缩与放松功能正常，且弹性与强度同样正常，因此不会造成损伤和疼痛感。但是当出现大脑皮层功能异常、神经传导功能异常、肌肉血液供应异常、支配肌肉的外周神经敏化等情况时，肌肉功能会产生异常，从而出现肌肉过度使用、误用、废用等情况，这些情况通常会直接或间接地导致肌肉发生短缩，从而影响运动系统的效能。

肌肉发生短缩后，会造成多方面的影响，主要如下。

1. 关节活动范围缩小：肌肉自身延展性受到限制，导致关节活动范围缩小。

2. 形成扳机点：在短缩的肌肉中形成扳机点从而引发外周肌肉疼痛。

3. 肌肉力量比例失衡：短缩的肌群会对其拮抗肌产生抑制作用，造成主动肌与拮抗肌之间的力量比例失衡，从而影响关节的稳定性和运动效能。

4. 出现不良代偿：短缩的肌群会使协同肌或远隔部位的肌肉出现不良代偿，引发运动力线的异常，引起邻近部位或远隔部位的肌肉疼痛或运动功能异常等。

上述问题可以通过物理治疗来解决。物理治疗是指通过运动训练、手法治疗、物理因子治疗等方式，帮助存在由不同原因造成的运动功能障碍的人最大限度地改善身体结构和功能，从而增强其独立生活与运动的能力，并使其更好地适应社会工作和家庭生活。

肌肉骨骼系统功能障碍的相关研究与治疗经验明确证实，放松和拉伸短缩的肌肉和其他相关结构可有效改善运动功能障碍，提升运动表现。针对这些短缩肌肉所采用的相关物理治疗拉伸手法（后统称拉伸技术）具有明确的效果，并且适用范围较广。

本书针对相关肌肉的拉伸技术进行了详细的讲解，旨在帮助读者解决上肢肌肉的短缩问题。本书可以为运动员、健身爱好者和物理治疗师等各领域中运动功能水平因肌肉短缩而降低的人群提供系统、科学、有效的拉伸技术。

CONTENTS

目 录

第一章
简介

本章将对解剖体位、运动平面及解剖参照点、肌肉系统等进行简要说明，同时对本书所采用的拉伸技术进行说明。

一、解剖体位

本书在描述人体的任何结构时，均参照标准的人体解剖体位。标准的人体解剖体位（见图1.1）为身体直立，面向前，两眼平视前方，足尖向前，双臂垂放于躯干两侧，掌心向前。

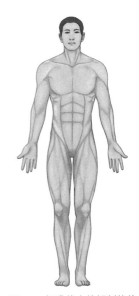

图1.1　标准的人体解剖体位

二、运动平面及解剖参照点

在对人体的运动进行描述时，可以使用3个相互垂直的运动平面（见图1.2）来对运动进行分解，它们分别是矢状面、冠状面及水平面。

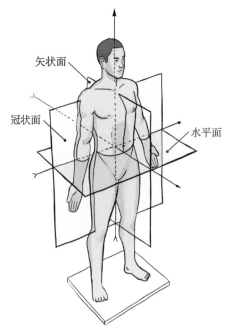

矢状面

冠状面

水平面

图1.2　运动平面

（一）矢状面

矢状面（见图1.3）是指将人体分成左、右两个部分的前后方向的纵切面，该切面与冠状面及水平面相互垂直。经过人体正中的矢状面为正中矢状面，该面将人体分成左右相等的两个部分。在矢状面上产生的运动包括屈曲运动和伸展运动。

1. 屈曲运动

在矢状面上，远离解剖体位发生的向前的运动，称为屈曲运动。例如，在矢状面上可以产生肩关节屈曲运动、肘关节屈曲运动、腕关节屈曲运动等。

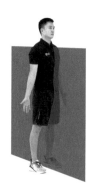

图1.3　矢状面

2. 伸展运动

在矢状面上，远离解剖体位发生的向后的运动，称为伸展运动。例如，在矢状面上可以产生肩关节伸展运动、肘关节伸展运动、腕关节伸展运动等。

（二）冠状面

冠状面（见图1.4）是指将人体分为前、后两个部分的左右方向的纵切面，该切面与矢状面及水平面相互垂直。在冠状面上产生的运动包括内收运动和外展运动。

1. 内收运动

在冠状面上，朝着正中矢状面发生的向内的运动，称为内收运动。例如，在冠状面上可以产生肩关节内收运动、腕关节内收运动等。

2. 外展运动

在冠状面上，远离正中矢状面发生的向外的运动，称为外展运动。例如，在冠状面上可以产生肩关节外展运动、腕关节外展运动等。

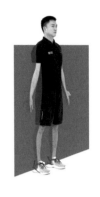

图1.4　冠状面

对于脊柱（如颈椎、胸椎和腰椎）而言，远离正中矢状面发生的向外的运动，称为侧屈运动。

（三）水平面

水平面（见图1.5）也称横切面，是与地面平行的将人体分为上、下两个部分的切面，该切面与矢状面及冠状面相互垂直。在水平面上产生的运动包括内旋运动和外旋运动。

1. 内旋运动

在水平面上发生的向内的运动，称为内旋运动。例如，在冠状面上可以产生肩关节内旋运动。

对于前臂而言，手掌面发生的向下或向后的运动称为旋前运动。

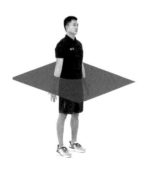

图1.5　水平面

2. 外旋运动

在水平面上发生的向外的运动，称为外旋运动。例如，在冠状面上可以产生肩关节外旋运动。

对于前臂而言，手掌面发生的向上或向前的运动称为旋后运动。

（四）解剖参照点

为了便于理解和阅读，下面参照解剖术语对本书中出现的解剖参照点进行说明。

- 前侧：距身体腹侧面近的为前侧。
- 后侧：距身体背侧面近的为后侧。
- 内侧：距离身体正中矢状面近的为内侧。
- 外侧：距离身体正中矢状面远的为外侧。
- 上方：靠近头部的为上方。
- 下方：靠近足部的为下方。
- 近端：在四肢中，靠近肢体根部的为近端。
- 远端：在四肢中，远离肢体根部的为远端。
- 浅层：靠近体表的为浅层。
- 深层：靠近内腔的为深层。

三、肌肉组织

运动系统中的肌肉属于横纹肌，由于绝大部分附着于骨，故又名骨骼肌（后文简称肌肉）。肌肉是运动系统的动力装置。

（一）向心收缩、离心收缩和等长收缩

根据运动中肌肉长度变化、肌肉张力变化与关节位移的相对关系，肌肉收缩类型分为向心收缩、离心收缩和等长收缩3种。

1. 向心收缩

使肌肉缩短的收缩称为向心收缩。向心收缩时肌肉的起止点相互靠近、肌肉缩短，肌肉张力增大，关节产生位移。

2. 离心收缩

将肌肉拉长的收缩称为离心收缩。离心收缩时肌肉的起止点相互远离、肌肉被拉长，肌肉张力增大，关节产生位移。

3. 等长收缩

使肌肉长度保持不变的收缩称为等长收缩。等长收缩时肌肉的起止点及肌肉长度不发生改变，肌肉张力增大，关节不产生位移。

（二）稳定肌和运动肌

根据肌肉在运动中所发挥的作用的不同，肌肉可分为稳定肌和运动肌两种。

稳定肌含有较多的慢肌纤维，在非疲劳性正常姿势控制的无负荷运动中，稳定肌的有效募集占据主导地位，可提供稳定性。当出现疼痛或运动功能障碍时，

控制稳定肌的神经肌肉控制系统出现功能下调，通常表现为稳定肌的运动单位募集不足或延迟、肌肉力量减弱、肌肉被拉长（延展性增强），从而进一步导致关节稳定性减弱、关节松弛、关节活动范围过度扩大等。

运动肌含有较多的快肌纤维，在疲劳性重负荷或速度型运动中，运动肌的有效募集占据主导地位，可实现快速运动功能及产生爆发力。当出现疼痛或运动功能障碍时，控制运动肌的神经肌肉控制系统出现功能上调，通常表现为运动肌的运动单位过度募集、肌肉过度激活、肌肉力量增强、肌肉发生短缩（延展性减弱），从而进一步导致关节的僵硬度增加、关节活动范围缩小等。

（三）主动肌、协同肌和拮抗肌

肌肉很少以孤立的方式完成运动，这句话包含两层意思：一是某块肌肉很少只具备产生某种单一运动的功能，如肱二头肌收缩不仅可以使肘关节产生屈曲运动，还可以使前臂产生旋后运动；二是某种运动很少只通过某块单独的肌肉收缩产生。因此，某项运动通常需要主动肌、协同肌以及拮抗肌的相互配合来完成。

主动肌也称原动肌，指在某项运动中起主要作用的肌肉。例如，肱二头肌的功能之一是使肘关节产生屈曲运动。在手握哑铃掌心向上进行哑铃弯举的肘关节屈曲运动中，肱二头肌通过向心收缩所做的功对于完成该运动具有最高的贡献率，因此在这种情况下，肱二头肌是完成该运动的主动肌。

协同肌是一组与主动肌共同运动并具有相同运动功能的肌肉，它们可以起到辅助主动肌的作用，或者起到更强的稳定关节的作用，但是其对于完成某一运动的贡献率低于主动肌。例如，在上述手握哑铃掌心向上进行哑铃弯举的肘关节屈曲运动中，肱桡肌通过向心收缩辅助肱二头肌共同完成该运动，但其在该运动中的贡献率低于肱二头肌，故此时肱桡肌作为肱二头肌的协同肌与肱二头肌共同完成该运动。主动肌在疼痛、出现炎症或神经冲动传导不良等情况下，其作用会受到抑制，此时协同肌需要发挥主动肌原先应当发挥的作用，这种现象称为协同肌主导。

拮抗肌是与主动肌作用相反的肌肉。例如，肱三头肌（可以使肘关节产生伸展运动）与肱二头肌互为拮抗肌。在手握哑铃掌心向上进行哑铃弯举的肘关节屈曲运动中，肱三头肌与肱二头肌（主动肌）、肱桡肌（协同肌）同时收缩，具体来讲，肱三头肌通过离心收缩与后两种肌肉共同控制肘关节屈曲的速度及肘关节的稳定性。

四、拉伸技术

（一）拉伸技术的定义和分类

拉伸技术是指利用外力拉伸短缩或挛缩的组织并使其延长的治疗技术。根据外力来源的不同，拉伸技术可以分为主动拉伸及被动拉伸两种。根据拉伸动作特征的不同，拉伸技术可以分为静态拉伸、动态拉伸、PNF（本体感觉神经肌肉促进技术）拉伸等。本书所描述的拉伸技术是将上述拉伸技术按一定顺序进行整合的肌肉物理治疗的拉伸技术。

（二）拉伸的作用

通过对短缩的肌肉进行合理有效的拉伸治疗，可以达到以下效果：

- 调节神经肌肉兴奋性；
- 降低肌张力；
- 改善肌肉的血液循环；
- 改善肌肉延展性；
- 防止组织发生不可逆性挛缩；
- 扩大关节活动范围；
- 调节主动肌、协同肌及拮抗肌之间的力量比例；
- 增强关节的稳定性；
- 提高运动效能。

（三）拉伸技术的适应证

每一位有运动系统症状（尤其是疼痛和/或运动受限症状）的患者都应接受检查，以评估关节和肌肉功能状况。正常的关节活动范围取决于以下几种结构：皮肤、皮下组织、肌肉、韧带、关节囊、关节面和关节内结构。这些结构中的任何一种发生改变都会导致关节活动范围的改变。若通过检查发现关节活动受限是肌肉短缩或肌肉痉挛所致，患者则需要接受肌肉的拉伸治疗。

（四）拉伸技术的禁忌证

任何病理性功能紊乱和/或疼痛都禁止采用拉伸技术治疗，此时治疗师应建议患者及时寻求医疗诊断和相关治疗。常见的禁忌证包括但不限于以下种类：

- 严重的骨质疏松；
- 新发的骨折、肌肉或韧带损伤；

- 软组织内存在血肿；
- 关节内或关节周围存在被感染区域、结核、肿瘤。

（五）拉伸的程序

本书所介绍的拉伸技术将按照被动拉伸、等长收缩－放松技术、交互抑制技术的程序进行。

1. 第一步：被动拉伸

治疗师沿受限方向缓慢移动被拉伸者的相关关节至活动范围受限的末端，在末端保持30~60秒（最长可达2分钟），重复使用该方式再进行2~3次被动拉伸，逐渐扩大关节活动范围，直到该范围无法再扩大。

2. 第二步：等长收缩－放松技术

被拉伸者在关节活动范围受限的末端保持不动，被拉伸的肌肉或肌群等长收缩6秒，随后再进行被动拉伸，以扩大关节活动范围。

3. 第三步：交互抑制技术

被拉伸者在关节活动范围受限的末端保持不动，被拉伸的肌肉或肌群的拮抗肌等长收缩6秒，随后再进行被动拉伸，以扩大关节活动范围。

（六）注意事项

1. 拉伸的肌群具有选择性

当出现疼痛或运动功能障碍时，稳定肌通常表现为运动单位募集不足或延迟、力量减弱、被拉长（延展性增强），而运动肌通常表现为运动单位过度募集、过度激活、力量增强、发生短缩（延展性减弱）。因此，运动肌功能障碍是关节的僵硬度增加、活动范围缩小的主要原因，所以肌肉物理治疗的拉伸技术主要针对运动肌进行（在特殊的协同肌主导的情况下，只有当稳定肌因代偿运动肌的功能而被过度激活，进而短缩时，被拉伸者才需要针对稳定肌接受拉伸治疗，但这种情况在实践中并不多见）。

2. 避免或减少关节受压

关节受压可能会影响关节应有的活动，压迫神经组织，或损坏关节及其附近的结构。因此，在治疗过程中，治疗师应尽可能避免关节受压，若无法避免，应在条件允许的情况下尽量减少关节所受的压力。治疗师可在治疗过程中施加关节牵引力，以抵消自己在引导被拉伸者运动时可能产生的压力。

3. 避免快速拉伸

当肌肉受到快速的外力拉伸时，在肌肉被拉长的同时肌梭感受器会受到刺激，从而引发牵张反射。牵张反射使被拉伸的肌肉收缩以对抗外力的拉伸，从而影响拉伸的效果。

4. 避免暴力拉伸

短缩的肌肉可能会引起骨膜、肌腱或肌腹疼痛，包括其他结构或节段牵涉痛。若采用暴力拉伸，僵硬且短缩的肌肉可能会因承受过大的压力而损害自身和/或相关肌腱。

5. 定期对治疗效果进行评估

若使用本书所介绍的拉伸技术未能使被拉伸者的关节活动范围进一步扩大，治疗师则应重新对相关关节进行检查，以明确皮肤、皮下组织、肌肉、韧带、关节囊、关节面和关节内结构中，除肌肉层面以外的造成关节活动范围受限的因素。如发现关节内活动明显减少或缺少是关节活动范围受限的原因，治疗师则可通过关节松动术治疗来扩大被拉伸者的关节活动范围，本书将不再论述相关的治疗技术。

2

第二章
肩关节肌肉的拉伸技术

第一节　胸大肌

一、胸大肌的位置

胸大肌（见图2.1.1）位于胸廓前壁浅层，为扇形扁肌。肌束呈放射状排列，由内向外集中。

二、胸大肌的解剖结构

胸大肌包括上、中、下3束，分别是锁骨部（上束）、胸肋部（中束）、腹部（下束）。

胸大肌锁骨部起于锁骨内侧半，胸大肌胸肋部起于胸骨前面和第一～六肋软骨，胸大肌腹部起于腹直肌鞘前壁，3束向外汇合并止于肱骨大结节嵴。

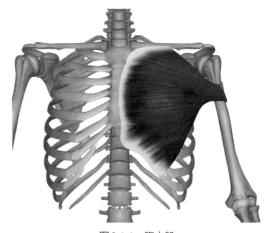

图2.1.1　胸大肌

三、胸大肌的功能

（一）胸大肌腹部的功能

肩关节内收。

肩关节内旋。

肩关节水平内收。

肩关节处在屈曲位或过头位时，伸展肩关节。

（二）胸大肌胸肋部的功能

肩关节内收。

肩关节内旋。

肩关节水平内收。

（三）胸大肌锁骨部的功能

肩关节内收。

肩关节内旋。

肩关节水平内收。

肩关节处在伸展位时，屈曲肩关节。

由于胸大肌的3束肌纤维的走向和功能略有区别，因此在某种体位下进行拉伸时，尽管3束肌纤维均会被同时拉伸到，但是每束肌纤维的拉伸程度和效果均有所不同。在下面的"胸大肌拉伸技术"中，我们将分别论述对3束肌纤维来说最佳的拉伸体位和拉伸技术。

四、胸大肌的拉伸技术

（一）胸大肌腹部的双侧拉伸技术

1. 被拉伸者的体位

被拉伸者呈仰卧位，膝关节和髋关节屈曲，背部平贴于治疗床上。治疗师可使用治疗带或关节松动带固定被拉伸者的腰部和胸部区域，以防止其腰部拱起。被拉伸者收拢下巴以保护颈椎，主动屈曲双侧肩关节至最大限度。

2. 治疗师的体位

治疗师站在被拉伸者头部后方，正对被拉伸者的双足。

3. 拉伸技术

I. 被动拉伸

治疗师用双手握住被拉伸者的肘部内侧，保持被拉伸者双侧肩关节屈曲，并且将其双侧肩关节外旋至最大限度（该拉伸技术的起始体位见图2.1.2）。

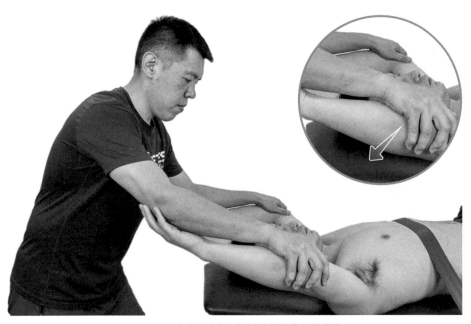

图2.1.2　胸大肌腹部双侧被动拉伸的起始体位

治疗师从图2.1.2所示的起始体位开始，使被拉伸者的双侧肩关节屈曲至最大限度，其用力方向如图2.1.2中的箭头所示。在活动范围末端维持被拉伸者双侧肩关节被动屈曲30~60秒。治疗师使用上述被动拉伸技术再进行2~3次被动拉伸，逐渐扩大被拉伸者双侧肩关节的屈曲范围，直到该范围无法再扩大（该拉伸技术的结束体位见图2.1.3）。

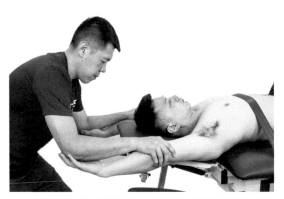

图2.1.3　胸大肌腹部双侧被动拉伸的结束体位

II. PNF拉伸

a. 等长收缩 – 放松技术

治疗师握住的位置不变。被拉伸者维持双侧肩关节的角度不变，对抗治疗师双手施加的力（治疗师的用力方向如图2.1.4中的箭头所示），使双侧肩关节等长伸展6秒（该拉伸技术的起始体位见图2.1.4）。

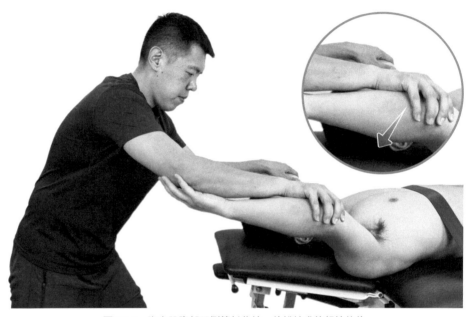

图2.1.4　胸大肌腹部双侧等长收缩 – 放松技术的起始体位

随后被拉伸者放松并深呼吸，在其呼气时，治疗师采用被动拉伸技术尝试进一步扩大其双侧肩关节的屈曲范围（该拉伸技术的结束体位见图2.1.5）。

b. 交互抑制技术

治疗师将双手移至被拉伸

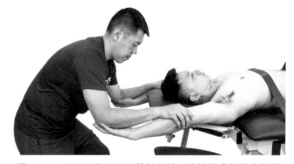

图2.1.5　胸大肌腹部双侧等长收缩 – 放松技术的结束体位

者双侧手臂下方，抵住其肘部。被拉伸者维持双侧肩关节的角度不变，对抗治疗师双手施加的力，治疗师的用力方向如图2.1.6中的箭头所示，使双侧肩关节等长屈曲6秒（该拉伸技术的起始体位见图2.1.6）。

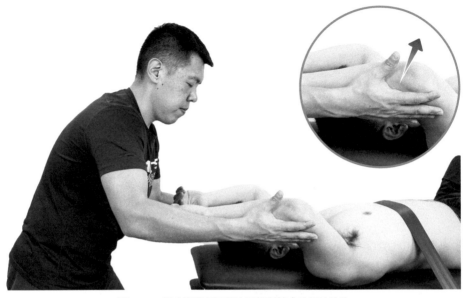

图2.1.6　胸大肌腹部双侧交互抑制技术的起始体位

随后被拉伸者放松并深呼吸，在其呼气时，治疗师采用被动拉伸技术尝试进一步扩大其双侧肩关节的屈曲范围（该拉伸技术的结束体位见图2.1.7）。

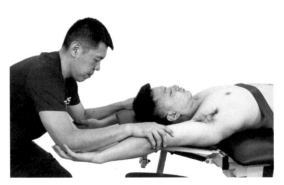

图2.1.7　胸大肌腹部双侧交互抑制技术的结束体位

注：在上述拉伸过程中还同时拉伸了背阔肌、大圆肌和胸小肌。

（二）胸大肌腹部的单侧拉伸技术（以左侧为例）

1. 被拉伸者的体位

被拉伸者呈仰卧位，膝关节和髋关节屈曲，背部平贴于治疗床上。治疗师可以使用治疗带或关节松动带固定被拉伸者的腰部和胸部区域，以防止其腰部拱起。被拉伸者收拢下巴以保护颈椎，主动屈曲左侧肩关节至最大限度。

2. 治疗师的体位

治疗师站在被拉伸者头部后方，正对被拉伸者的双足。

3. 拉伸技术

I. 被动拉伸

治疗师用右手握住被拉伸者的左侧肘部内侧，用左手固定其胸廓，保持被拉伸者左侧肩关节屈曲，并且使左侧肩关节外旋至最大限度（该拉伸技术的起始体位见图2.1.8）。

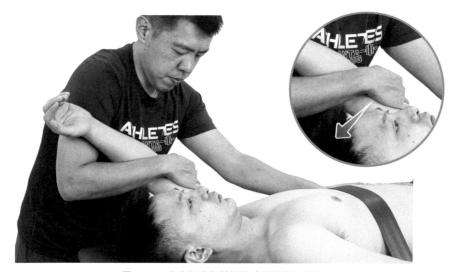

图2.1.8　胸大肌腹部单侧被动拉伸的起始体位

治疗师进一步使被拉伸者的左侧肩关节屈曲至最大限度，其用力方向如图2.1.8中的箭头所示。在活动范围末端维持被拉伸者左侧肩关节被动屈曲30~60秒。治疗师使用上述被动拉伸技术再进行2~3次被动拉伸，逐渐扩大被拉伸者左侧肩关节的屈曲范围，直到该范围无法再扩大（该拉伸技术的结束体位见图2.1.9）。

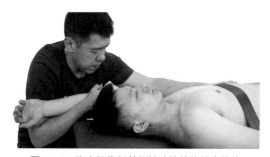

图2.1.9　胸大肌腹部单侧被动拉伸的结束体位

Ⅱ. PNF拉伸

a. 等长收缩－放松技术

治疗师握住的位置不变。被拉伸者维持左侧肩关节的角度不变，对抗治疗师右手施加的力（治疗师的用力方向如图2.1.10中的箭头所示），使左侧肩关节等长伸展6秒（该拉伸技术的起始体位见图2.1.10）。

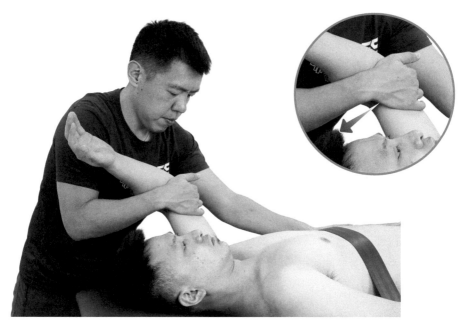

图2.1.10　胸大肌腹部单侧等长收缩－放松技术的起始体位

随后被拉伸者放松并深呼吸，在其呼气时，治疗师采用被动拉伸技术尝试进一步扩大其左侧肩关节的屈曲范围（该拉伸技术的结束体位见图2.1.11）。

b. 交互抑制技术

治疗师将右手移至被拉伸者左侧手臂下方，抵住其肘部。被拉伸者维持左侧肩关节的角

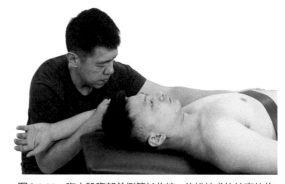

图2.1.11　胸大肌腹部单侧等长收缩－放松技术的结束体位

度不变，对抗治疗师右手施加的力（治疗师的用力方向如图2.1.12中的箭头所示），使左侧肩关节等长屈曲6秒（该拉伸技术的起始体位见图2.1.12）。

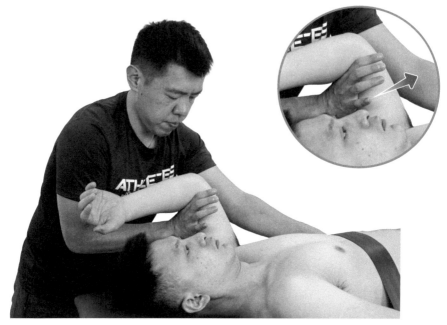

图2.1.12　胸大肌腹部单侧交互抑制技术的起始体位

随后被拉伸者放松并深呼吸，在其呼气时，治疗师采用被动拉伸技术尝试进一步扩大其左侧肩关节的屈曲范围（该拉伸技术的结束体位见图2.1.13）。

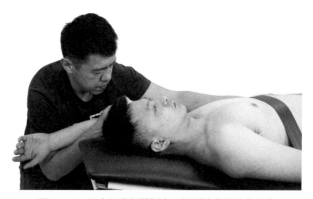

图2.1.13　胸大肌腹部单侧交互抑制技术的结束体位

注：在上述拉伸过程中还同时拉伸了背阔肌、大圆肌和胸小肌。

治疗师操作时，另一只手放在被拉伸者的躯干上以固定被拉伸者，如图2.1.14所示。

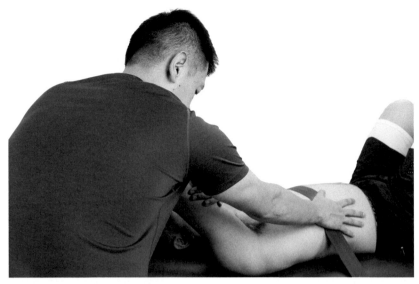

图2.1.14 胸大肌腹部单侧拉伸时治疗师一手放在被拉伸者的躯干上以固定

（三）胸大肌胸肋部的双侧拉伸技术

1. 被拉伸者的体位

被拉伸者呈仰卧位，膝关节和髋关节屈曲，背部平贴于治疗床上。治疗师可以使用治疗带或关节松动带固定被拉伸者的腰部和胸部区域，以防止其腰部拱起。被拉伸者收拢下巴以保护颈椎，主动外展双侧肩关节至135°，随后主动水平外展双侧肩关节至最大限度。

2. 治疗师的体位

治疗师站在被拉伸者头部后方，正对被拉伸者的双足。

3. 拉伸技术

I. 被动拉伸

治疗师用双手握住被拉伸者的肘部内侧，保持被拉伸者双侧肩关节外展135°，并且将其双侧肩关节外旋至最大限度（该拉伸技术的起始体位见图2.1.15）。

治疗师进一步使被拉伸者的双侧肩关节水平外展至最大限度，其用力方向如图2.1.15中的箭头所示。在活动范围末端维持被拉伸者双侧肩关节被动水平外展30~60秒。治疗师使用上述被动拉伸技术再进行2~3次被动拉伸，逐渐扩大被拉伸者双侧肩关节的水平外展范围，直到该范围无法再扩大（该拉伸技术的结束体位见图2.1.16）。

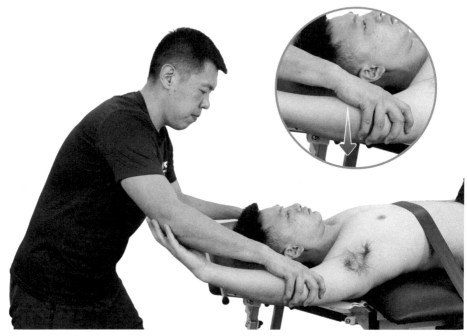

图2.1.15　胸大肌胸肋部双侧被动拉伸的起始体位

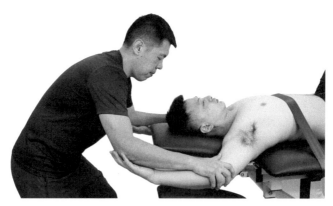

图2.1.16　胸大肌胸肋部双侧被动拉伸的结束体位

II. PNF拉伸

a. 等长收缩－放松技术

治疗师握住的位置不变。被拉伸者维持双侧肩关节的角度不变，对抗治疗师双手施加的力（治疗师的用力方向如图2.1.17中的箭头所示），使双侧肩关节等长水平内收6秒（该拉伸技术的起始体位见图2.1.17）。

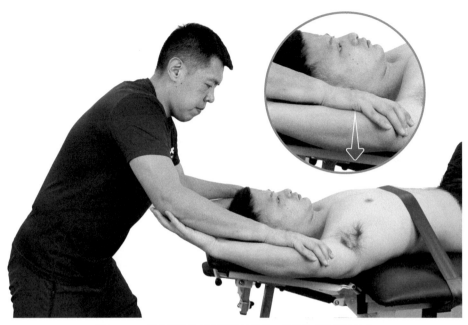

图2.1.17　胸大肌胸肋部双侧等长收缩－放松技术的起始体位

随后被拉伸者放松并深呼吸，在其呼气时，治疗师采用被动拉伸技术尝试进一步扩大其双侧肩关节的水平外展范围（该拉伸技术的结束体位见图2.1.18）。

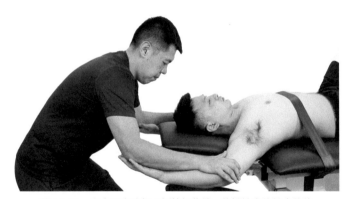

图2.1.18　胸大肌胸肋部双侧等长收缩－放松技术的结束体位

b. 交互抑制技术

治疗师将双手移至被拉伸者双侧手臂下方，抵住其肘部。被拉伸者维持双侧肩关节的角度不变，对抗治疗师双手施加的力（治疗师的用力方向如图2.1.19中的箭头所示），使双侧肩关节水平外展6秒（该拉伸技术的起始体位见图2.1.19）。

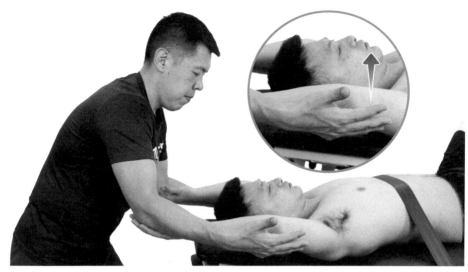

图2.1.19　胸大肌胸肋部双侧交互抑制技术的起始体位

随后被拉伸者放松并深呼吸，在其呼气时，治疗师采用被动拉伸技术尝试进一步扩大其双侧肩关节的水平外展范围（该拉伸技术的结束体位见图2.1.20）。

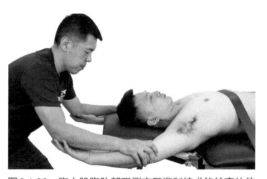

图2.1.20　胸大肌胸肋部双侧交互抑制技术的结束体位

（四）胸大肌胸肋部的单侧拉伸技术（以右侧为例）

1. 被拉伸者的体位

被拉伸者呈仰卧位，膝关节和髋关节屈曲，背部平贴于治疗床上。治疗师可以使用治疗带或关节松动带固定被拉伸者的腰部和胸部区域，以防止其腰部拱起。被拉伸者收拢下巴以保护颈椎，主动外展右侧肩关节至135°，随后主动水平外展右侧肩关节至最大限度。

2. 治疗师的体位

治疗师面向被拉伸者的面部，站在被拉伸者的右侧。

3. 拉伸技术

I. 被动拉伸

治疗师用右手固定被拉伸者右侧的胸廓，用左手握住被拉伸者的右侧肘部内侧，保持被拉伸者右侧肩关节外展135°，并且使右侧肩关节外旋至最大限度（该拉伸技术的起始体位见图2.1.21）。

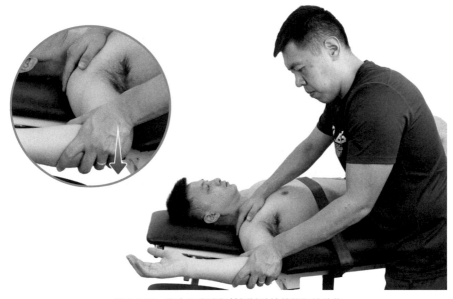

图2.1.21　胸大肌胸肋部单侧被动拉伸的起始体位

治疗师进一步使被拉伸者的右侧肩关节水平外展至最大限度，其用力方向如图2.1.21中的箭头所示。治疗师握住的位置不变，维持被拉伸者右侧肩关节被动水平外展30~60秒。治疗师使用上述被动拉伸技术再进行2~3次被动拉伸，逐渐扩大被拉伸者右侧肩关节的水平外展范围，直到该范围无法再扩大（该拉伸技术的结束体位见图2.1.22）。

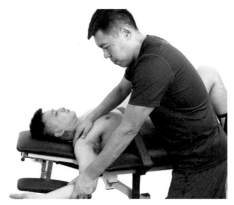

图2.1.22　胸大肌胸肋部单侧被动拉伸的结束体位

II. PNF拉伸

a. 等长收缩－放松技术

治疗师用左手抵住被拉伸者的右侧肘部内侧。被拉伸者维持右侧肩关节的角度不变，对抗治疗师左手施加的力（治疗师的用力方向如图2.1.23中的箭头所示），使右侧肩关节等长水平内收6秒（该拉伸技术的起始体位见图2.1.23）。

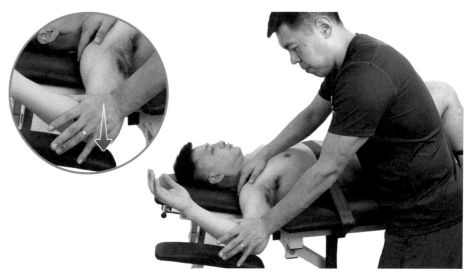

图2.1.23　胸大肌胸肋部单侧等长收缩－
放松技术的起始体位

随后被拉伸者放松并深呼吸，在其呼气时，治疗师采用被动拉伸技术尝试进一步扩大其右侧肩关节的水平外展范围（该拉伸技术的结束体位见图2.1.24）。

b. 交互抑制技术

治疗师将左手移至被拉伸者右侧手臂下方，抵住其肘部。被拉伸

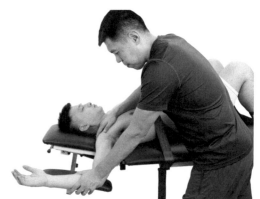

图2.1.24　胸大肌胸肋部单侧等长收缩－放松技术的结束体位

者维持右侧肩关节的角度不变，对抗治疗师左手施加的力（治疗师的用力方向如图2.1.25中的箭头所示），使右侧肩关节等长水平外展6秒（该拉伸技术的起始体位见图2.1.25）。

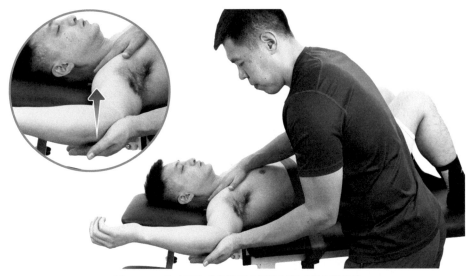

图2.1.25　胸大肌胸肋部单侧交互抑制技术的起始体位

随后被拉伸者放松并深呼吸，在其呼气时，治疗师采用被动拉伸技术尝试进一步扩大其右侧肩关节的水平外展范围（该拉伸技术的结束体位见图2.1.26）。

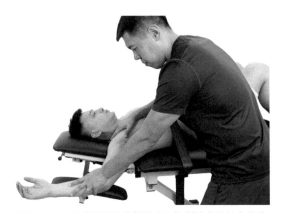

图2.1.26　胸大肌胸肋部单侧交互抑制技术的结束体位

（五）胸大肌锁骨部的双侧拉伸技术

1. 被拉伸者的体位

被拉伸者呈仰卧位，膝关节和髋关节屈曲，背部平贴于治疗床上。治疗师可以使用治疗带或关节松动带以固定被拉伸者的腰部和胸部区域，以防止其腰部拱起。被拉伸者收拢下巴以保护颈椎，主动屈曲双侧肘关节至90°并主动屈曲双侧肩关节至90°，随后主动水平外展双侧肩关节至最大限度。

2. 治疗师的体位

治疗师站在被拉伸者头部后方，正对被拉伸者的双足。

3. 拉伸技术

I. 被动拉伸

治疗师用双手握住被拉伸者的肘部内侧，保持被拉伸者双侧肩关节屈曲90°，并且使双侧肩关节外旋至最大限度（该拉伸技术的起始体位见图2.1.27）。

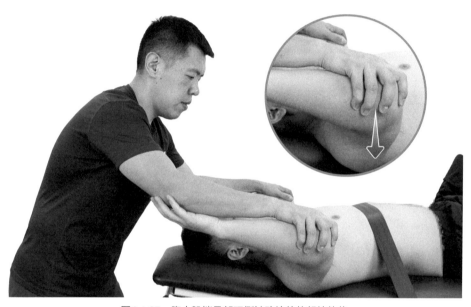

图2.1.27　胸大肌锁骨部双侧被动拉伸的起始体位

治疗师进一步使被拉伸者的双侧肩关节水平外展至最大限度，其用力方向如图2.1.27中的箭头所示。在活动范围末端维持被拉伸者双侧肩关节被动水平外展30~60秒。治疗师使用上述被动拉伸技术再进行2~3次被动拉伸，逐渐扩大被拉伸者双侧肩关节的水平外展范围，直到该范围无法再扩大（该拉伸技术的结束体位见图2.1.28）。

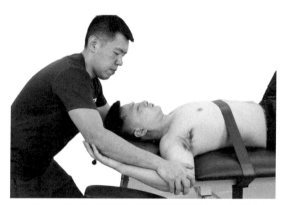

图2.1.28　胸大肌锁骨部双侧被动拉伸的结束体位

II. PNF拉伸

a. 等长收缩 – 放松技术

治疗师用双手抵住被拉伸者双侧肘部内侧。被拉伸者维持双侧肩关节的角度不变，对抗治疗师双手施加的力（治疗师的用力方向如图2.1.29中的箭头所示），使双侧肩关节等长水平内收6秒（该拉伸技术的起始体位见图2.1.29）。

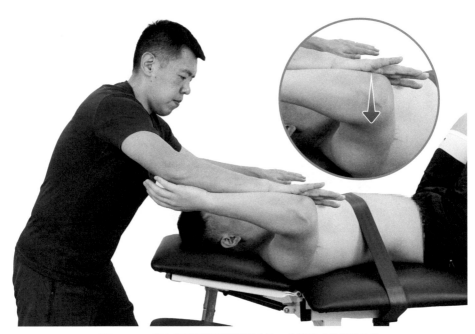

图2.1.29　胸大肌锁骨部双侧等长收缩 – 放松技术的起始体位

随后被拉伸者放松并深呼吸，在其呼气时，治疗师采用被动拉伸技术尝试进一步扩大其双侧肩关节的水平外展范围（该拉伸技术的结束体位见图2.1.30）。

b. 交互抑制技术

治疗师将双手移至被拉伸者双侧手臂下方，抵住其肘部。被拉伸者维持双侧肩关节的角度不变，对抗治疗师双手施加的力

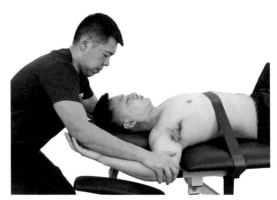

图2.1.30　胸大肌锁骨部双侧等长收缩 – 放松技术的结束体位

（治疗师的用力方向如图2.1.31中的箭头所示），使双侧肩关节水平外展6秒（该

拉伸技术的起始体位见图2.1.31）。

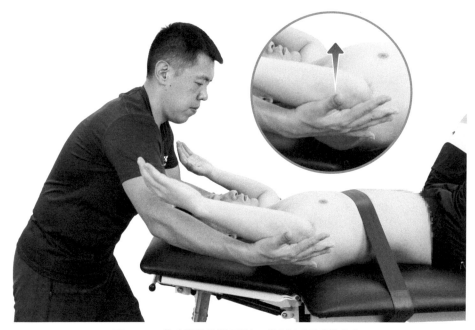

图2.1.31　胸大肌锁骨部双侧交互抑制技术的起始体位

随后被拉伸者放松并深呼吸，在其呼气时，治疗师采用被动拉伸技术尝试进一步扩大其双侧肩关节的水平外展范围（该拉伸技术的结束体位见图2.1.32）。

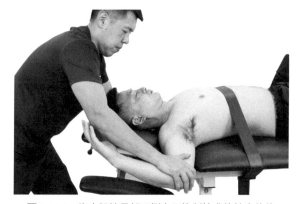

图2.1.32　胸大肌锁骨部双侧交互抑制技术的结束体位

（六）胸大肌锁骨部的单侧拉伸技术（以右侧为例）

1.被拉伸者的体位

被拉伸者呈仰卧位，膝关节和髋关节屈曲，背部平贴于治疗床上。治疗师可以使用治疗带或关节松动带固定被拉伸者的腰部和胸部区域，以防止其腰部拱起。被拉伸者收拢下巴以保护颈椎，主动屈曲右侧肘关节至90°并主动屈曲右侧肩关节至90°，随后主动水平外展右侧肩关节至最大限度。

2. 治疗师的体位

治疗师面向被拉伸者的足部，站在被拉伸者的右侧。

3. 拉伸技术

I. 被动拉伸

治疗师用左手固定被拉伸者左侧的胸廓，用右手握住其右侧肘部内侧，保持被拉伸者右侧肩关节屈曲90°，并且使右侧肩关节外旋至最大限度（该拉伸技术的起始体位见图2.1.33）。

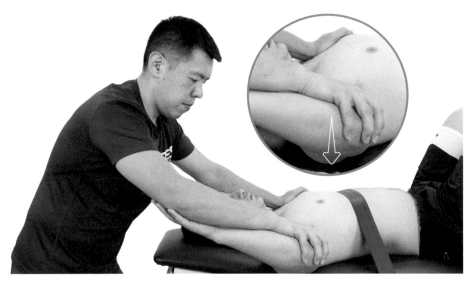

图2.1.33　胸大肌锁骨部单侧被动拉伸的起始体位

治疗师进一步使被拉伸者的右侧肩关节水平外展至最大限度，其用力方向如图2.1.33中的箭头所示。在活动范围末端维持被拉伸者右侧肩关节被动水平外展30~60秒。治疗师使用上述被动拉伸技术再进行2~3次被动拉伸，逐渐扩大被拉伸者右侧肩关节的水平外展范围，直到该范围无法再扩大（该拉伸技术的结束体位见图2.1.34）。

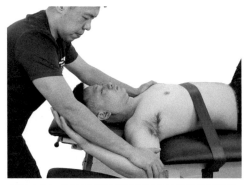

图2.1.34　胸大肌锁骨部单侧被动拉伸的结束体位

II. PNF拉伸

a. 等长收缩－放松技术

治疗师用右手抵住被拉伸者的右侧肘部内侧。被拉伸者维持右侧肩关节的角度不变，对抗治疗师右手施加的力（治疗师的用力方向如图2.1.35中的箭头所示），使右侧肩关节等长水平内收6秒（该拉伸技术的起始体位见图2.1.35）。

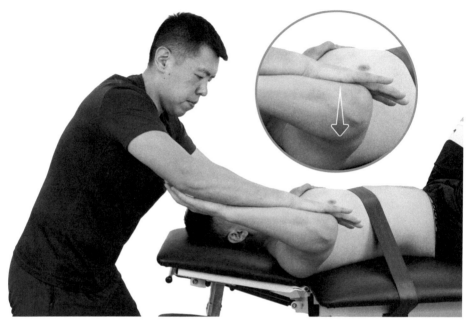

图2.1.35　胸大肌锁骨部单侧等长收缩－放松技术的起始体位

随后被拉伸者放松并深呼吸，在其呼气时，治疗师采用被动拉伸技术尝试进一步扩大其右侧肩关节的水平外展范围（该拉伸技术的结束体位见图2.1.36）。

b. 交互抑制技术

治疗师将右手移至被拉伸者右侧手臂下方，抵住其右侧肘部。被拉伸者维持右侧肩关节的角度不变，对抗治疗师右手施

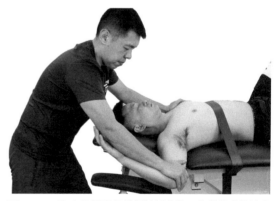

图2.1.36　胸大肌锁骨部单侧等长收缩－放松技术的结束体位

加的力（治疗师的用力方向如图2.1.37中的箭头所示），使右侧肩关节水平外展

6秒（该拉伸技术的起始体位见图2.1.37）。

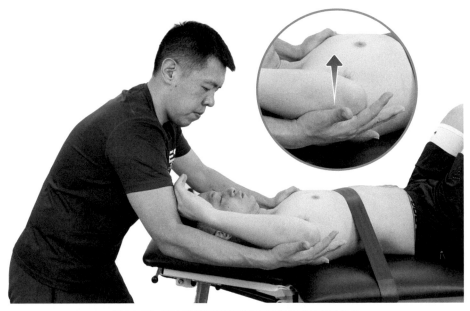

图2.1.37　胸大肌锁骨部单侧交互抑制技术的起始体位

随后被拉伸者放松并深
呼吸，在其呼气时，治疗师
采用被动拉伸技术尝试进一
步扩大其右侧肩关节的水平
外展范围（该拉伸技术的结
束体位见图2.1.38）。

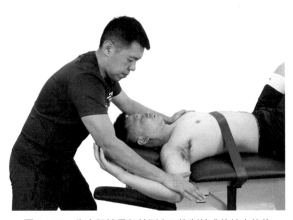

图2.1.38　胸大肌锁骨部单侧交互抑制技术的结束体位

第二节　背阔肌

一、背阔肌的位置

背阔肌（见图2.2.1）位于腰背部和胸部后外侧皮下，为全身最大的扁肌，呈
三角形。

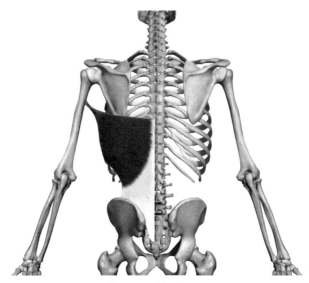

图2.2.1　背阔肌

二、背阔肌的解剖结构

背阔肌起自第七～十二胸椎及全部腰椎棘突、骶正中嵴、髂嵴后部和第十～十二肋外侧面，止于肱骨小结节嵴。

三、背阔肌的功能

肩关节伸展。

肩关节内收。

肩关节内旋。

四、背阔肌的拉伸技术

（一）背阔肌的双侧拉伸技术

1. 被拉伸者的体位

被拉伸者呈仰卧位，膝关节屈曲，髋关节屈曲至最大限度；骨盆后倾，使背部平贴于治疗床上。治疗师可以使用治疗带或关节松动带从大腿后侧固定被拉伸者，以使其保持上述体位。被拉伸者收拢下巴以保护颈椎，主动屈曲双侧肩关节至最大限度。

2. 治疗师的体位

治疗师站在被拉伸者头部后方，正对被拉伸者的双足。

3. 拉伸技术

I. 被动拉伸

治疗师用双手握住被拉伸者的肘部内侧，保持被拉伸者双侧肩关节屈曲，并且使双侧肩关节外旋至最大限度（该拉伸技术的起始体位见图2.2.2）。

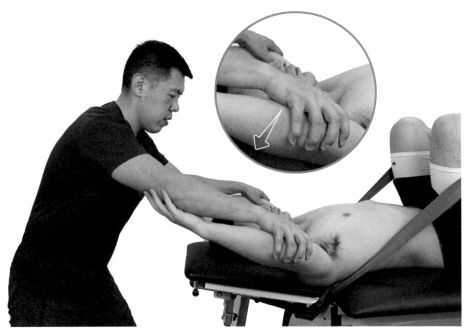

图2.2.2　背阔肌双侧被动拉伸的起始体位

治疗师进一步使被拉伸者的双侧肩关节屈曲至最大限度，其用力方向如图2.2.2中的箭头所示。在活动范围末端维持被拉伸者双侧肩关节被动屈曲30~60秒。治疗师使用上述被动拉伸技术再进行2~3次被动拉伸，逐渐扩大被拉伸者双侧肩关节的

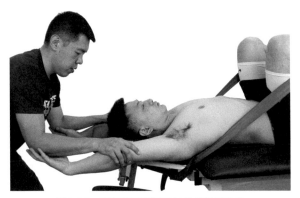

图2.2.3　背阔肌双侧被动拉伸的结束体位

屈曲范围，直到该范围无法再扩大（该拉伸技术的结束体位见图2.2.3）。

II. PNF拉伸

a. 等长收缩－放松技术

治疗师握法不变。被拉伸者维持双侧肩关节的角度不变，对抗治疗师双手施加的力（治疗师的用力方向如图2.2.4中的箭头所示），使双侧肩关节等长伸展6秒（该拉伸技术的起始体位见图2.2.4）。

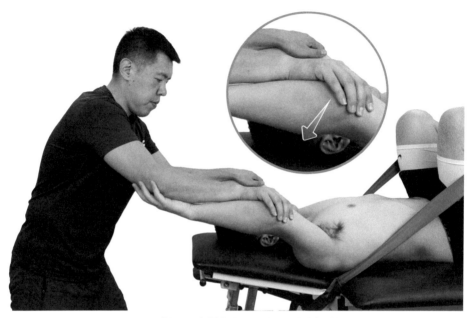

图2.2.4　背阔肌双侧等长收缩－放松技术的起始体位

随后被拉伸者放松并深呼吸，在其呼气时，治疗师采用被动拉伸技术尝试进一步扩大其双侧肩关节的屈曲范围（该拉伸技术的结束体位见图2.2.5）。

b. 交互抑制技术

治疗师将双手移至被拉伸者双侧手臂下方，抵住其肘部。被拉伸者维持双侧肩关节的角度不

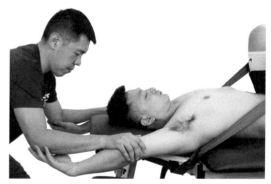

图2.2.5　背阔肌双侧等长收缩－放松技术的结束体位

变，对抗治疗师双手施加的力（治疗师的用力方向如图2.2.6中的箭头所示），使双侧肩关节等长屈曲6秒（该拉伸技术的起始体位见图2.2.6）。

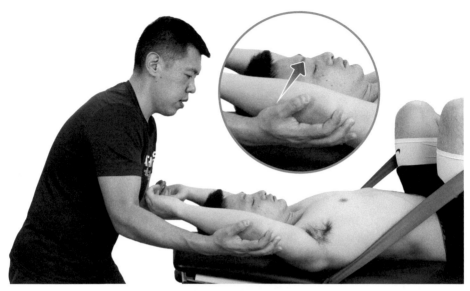

图2.2.6　背阔肌双侧交互抑制技术的起始体位

随后被拉伸者放松并深呼吸，在其呼气时，治疗师采用被动拉伸技术尝试进一步扩大其双侧肩关节的屈曲范围（该拉伸技术的结束体位见图2.2.7）。

注：在上述拉伸过程中还同时拉伸了胸大肌、大圆肌和胸小肌。

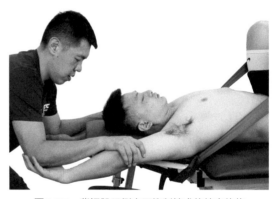

图2.2.7　背阔肌双侧交互抑制技术的结束体位

若治疗师在被拉伸者肩关节屈曲时给肩关节施加一定的牵引力，拉伸效果会更佳。

（二）背阔肌的单侧拉伸技术（以左侧为例）

1. 被拉伸者的体位

被拉伸者呈仰卧位，膝关节屈曲，髋关节屈曲至最大限度；骨盆后倾，使背部平贴于治疗床上。治疗师可以使用治疗带或关节松动带从大腿后侧固定被拉伸者，以使其保持上述体位。被拉伸者收拢下巴以保护颈椎，主动屈曲左侧肩关节至最大限度。

2. 治疗师的体位

治疗师侧面向被拉伸者的足部，站在被拉伸者的左侧。

3. 拉伸技术

I. 被动拉伸

治疗师用右手握住被拉伸者的左侧肘部内侧，用左手固定其左侧胸廓，保持被拉伸者左侧肩关节屈曲，并且使左侧肩关节外旋至最大限度（该拉伸技术的起始体位见图2.2.8）。

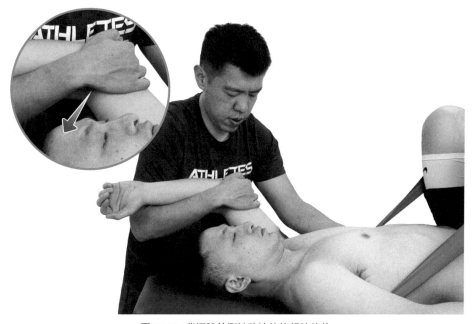

图2.2.8　背阔肌单侧被动拉伸的起始体位

治疗师进一步使被拉伸者的左侧肩关节屈曲至最大限度，其用力方向如图2.2.8中的箭头所示。在活动范围末端维持被拉伸者左侧肩关节被动屈曲30~60秒。治疗师使用上述被动拉伸技术再进行2~3次被动拉伸，逐渐扩大被拉伸者左侧

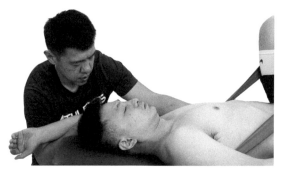

图2.2.9　背阔肌单侧被动拉伸的结束体位

肩关节的屈曲范围，直到该范围无法再扩大（该拉伸技术的结束体位见图2.2.9）。

II. PNF拉伸

a. 等长收缩－放松技术

治疗师握法不变。被拉伸者维持左侧肩关节的角度不变，对抗治疗师右手施加的力（治疗师的用力方向如图2.2.10中的箭头所示），使左侧肩关节等长伸展6秒（该拉伸技术的起始体位见图2.2.10）。

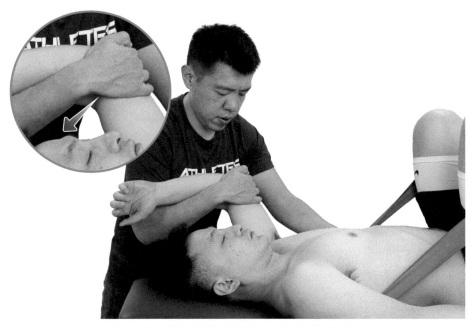

图2.2.10　背阔肌单侧等长收缩－放松技术的起始体位

随后被拉伸者放松并深呼吸，在其呼气时，治疗师采用被动拉伸技术尝试进一步扩大其左侧肩关节的屈曲范围（该拉伸技术的结束体位见图2.2.11）。

b. 交互抑制技术

治疗师将右手移至被拉伸者左侧手臂下方，抵住其

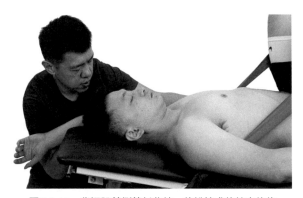

图2.2.11　背阔肌单侧等长收缩－放松技术的结束体位

左侧肘部。被拉伸者维持左侧肩关节的角度不变，对抗治疗师右手施加的力（治疗师的用力方向如图2.2.12中的箭头所示），使左侧肩关节等长屈曲6秒（该拉

伸技术的起始体位见图2.2.12）。

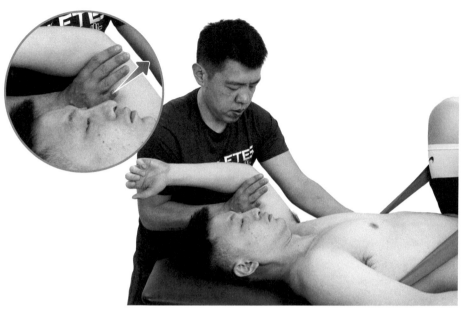

图2.2.12　背阔肌单侧交互抑制技术的起始体位

随后被拉伸者放松并深呼吸，在其呼气时，治疗师采用被动拉伸技术尝试进一步扩大其左侧肩关节的屈曲范围（该拉伸技术的结束体位见图2.2.13）。

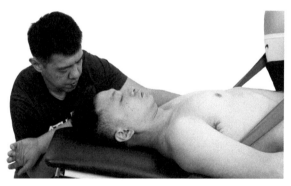

图2.2.13　背阔肌单侧交互抑制技术的结束体位

注：在上述拉伸过程中还同时拉伸了胸大肌、大圆肌和胸小肌。

在进行拉伸时，治疗师要注意固定手的位置。下面两幅图（图2.2.14和图2.2.15）以背阔肌单侧交互抑制技术的起始和结束体位为例，展示了手的位置，供治疗师参考。

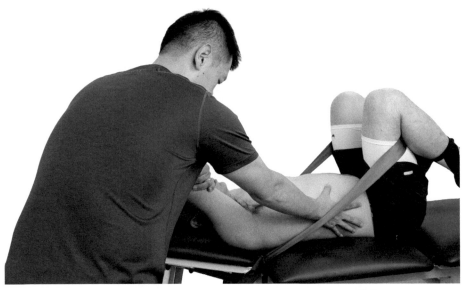

图2.2.14　在背阔肌单侧交互抑制技术的起始体位下治疗师手的位置

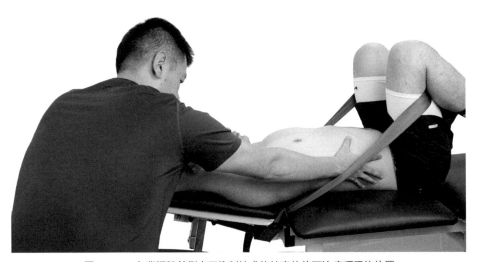

图2.2.15　在背阔肌单侧交互抑制技术的结束体位下治疗师手的位置

第三节　大圆肌

一、大圆肌的位置

大圆肌（见图2.3.1）位于肩胛冈下方、小圆肌之下，其下缘被背阔肌上缘遮盖，整块肌肉呈柱状。

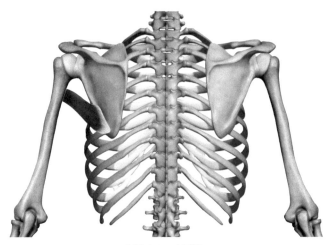

图2.3.1　大圆肌

二、大圆肌的解剖结构

大圆肌起自肩胛骨下角背面，肌束向外上方集中，止于肱骨小结节嵴。

三、大圆肌的功能

肩关节伸展。

肩关节内收。

肩关节内旋。

大圆肌与背阔肌具有相似的功能，是背阔肌得力的协同肌。

四、大圆肌的拉伸技术（以左侧为例）

1. 被拉伸者的体位

被拉伸者呈仰卧位，膝关节和髋关节屈曲，肩胛骨平贴于治疗床上。治疗师可以使用治疗带或关节松动带固定被拉伸者的腰部和胸部区域，以防止其腰部拱起。被拉伸者收拢下巴以保护颈椎，主动屈曲左侧肩关节至最大限度。

2. 治疗师的体位

治疗师侧面向被拉伸者的足部，站在被拉伸者的左侧。

3. 拉伸技术

I. 被动拉伸

治疗师用右手握住被拉伸者的左侧肘部内侧，用左手固定其左侧肩胛骨，保持被拉伸者左侧肩关节屈曲，并且使左侧肩关节外旋至最大限度（该拉伸技术的起始体位见图2.3.2，在该体位下治疗师手的位置见图2.3.3）。

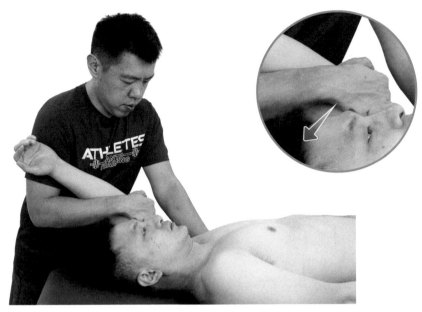

图2.3.2　大圆肌被动拉伸的起始体位

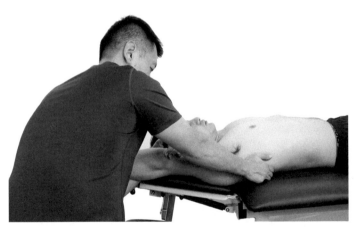

图2.3.3　在大圆肌被动拉伸的起始体位下治疗师手的位置

治疗师进一步使被拉伸者的左侧肩关节屈曲至最大限度，其用力方向如图2.3.2中的箭头所示。在活动范围末端维持被拉伸者左侧肩关节被动屈曲30~60秒。治疗师使用上述被动拉伸技术再进行2~3次被动拉伸，逐渐扩大被拉伸者左侧肩关节的屈曲范围，直到该范围无法再扩大（该拉伸技术的结束体位见图2.3.4）。

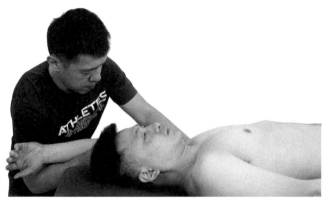

图2.3.4　大圆肌被动拉伸的结束体位

II. PNF拉伸

a. 等长收缩 – 放松技术

治疗师握法不变。被拉伸者维持左侧肩关节的角度不变，对抗治疗师右手施加的力（治疗师的用力方向如图2.3.5中的箭头所示），使左侧肩关节等长伸展6秒（该拉伸技术的起始体位见图2.3.5）。

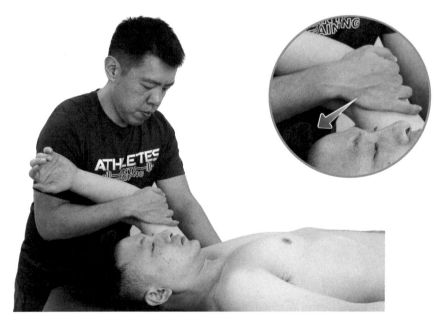

图2.3.5　大圆肌等长收缩 – 放松技术的起始体位

随后被拉伸者放松并深呼吸，在其呼气时，治疗师采用被动拉伸技术尝试进一步扩大其左侧肩关节的屈曲范围（该拉伸技术的结束体位见图2.3.6）。

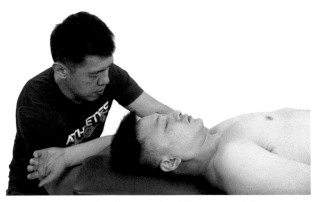

图2.3.6 大圆肌等长收缩 - 放松技术的结束体位

b. 交互抑制技术

治疗师将右手移至被拉伸者左侧手臂下方，抵住其左侧肘部。被拉伸者维持左侧肩关节的角度不变，对抗治疗师右手施加的力（治疗师的用力方向如图2.3.7中的箭头所示），使左侧肩关节等长屈曲6秒（该拉伸技术的起始体位见图2.3.7）。

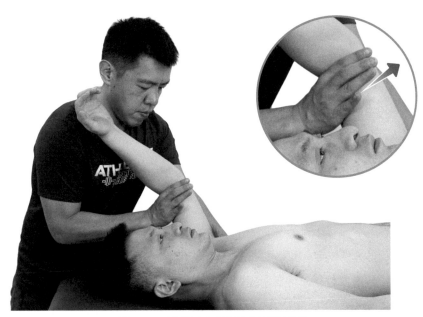

图2.3.7 大圆肌交互抑制技术的起始体位

随后被拉伸者放松并深呼吸，在其呼气时，治疗师采用被动拉伸技术尝试进一步扩大其左侧肩关节的屈曲范围（该拉伸技术的结束体位见图2.3.8）。

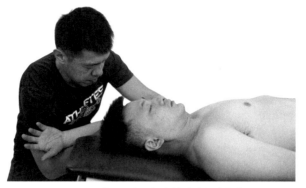

图2.3.8　大圆肌交互抑制技术的结束体位

第四节　胸小肌

一、胸小肌的位置

胸小肌（见图2.4.1）位于胸大肌深层，呈三角形。

二、胸小肌的解剖结构

胸小肌起自第三～五肋骨前面，止于肩胛骨喙突。

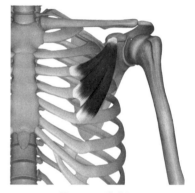

图2.4.1　胸小肌

三、胸小肌的功能

肩胛骨前伸。

肩胛骨下沉。

肩胛骨下回旋。

四、胸小肌的拉伸技术

本书仅推荐使用胸小肌的被动拉伸技术，但根据被拉伸者性别的不同，本书将分别介绍适用于女性被拉伸者和男性被拉伸者的被动拉伸技术（示范动作的被拉伸者均为男性）。

（一）适用于女性被拉伸者的被动拉伸技术（以左侧为例）

1. 被拉伸者的体位

被拉伸者呈仰卧位，左肩胛骨置于治疗床的边缘外侧，左肩关节外旋、内收，随后屈曲（小于90°）；左肘关节屈曲。

2. 治疗师的体位

治疗师面向被拉伸者的面部，站在被拉伸者的左侧。

3. 拉伸技术

治疗师用右手握住被拉伸者的左肩背侧，用左手握住其左腕关节近端。治疗师的胸部靠在被拉伸者的左侧前臂外侧（该拉伸技术的起始体位见图2.4.2，在女性胸小肌被动拉伸的起始体位下治疗师手的位置见图2.4.3）。

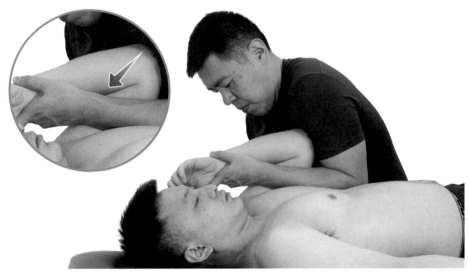

图2.4.2　女性胸小肌被动拉伸的起始体位

治疗师沿上臂纵轴向被拉伸者头部的后上方按压被拉伸者的前臂和肘部，从而逐渐使其肩胛骨移动至最大限度（产生肩胛骨的回缩和上抬运动），治疗师的用力方向如图2.4.2中的箭头所示。在活动范围末端维持被拉伸者左侧肩胛骨被动活动30~60秒。治疗师使用上述被动拉伸技术再进行2~3次被动拉伸，逐渐扩大被拉伸者左侧肩胛骨的回缩和上抬范围，

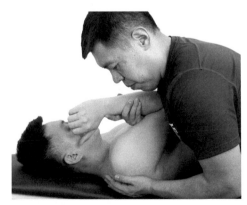

图2.4.3　在女性胸小肌被动拉伸的起始体位下治疗师手的位置

直到该范围无法再扩大（该拉伸技术的结束体位见图2.4.4）。

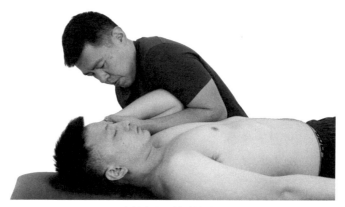

图2.4.4　女性胸小肌被动拉伸的结束体位

（二）适用于男性被拉伸者的被动拉伸技术（以右侧为例）

1. 被拉伸者的体位

被拉伸者呈仰卧位，肩胛骨平贴于治疗床上，肩关节位于中立位。

2. 治疗师的体位

治疗师面向被拉伸者的面部，站在被拉伸者的右侧。

3. 拉伸技术

治疗师用右手在被拉伸者的右侧胸部向下按压第三~五肋，用左手手掌根部按住其右侧喙突（该拉伸技术的起始体位见图2.4.5）。

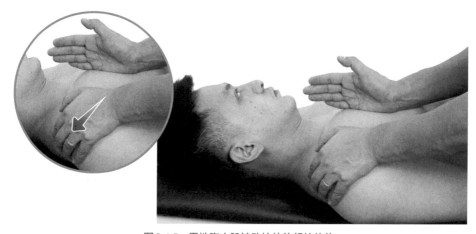

图2.4.5　男性胸小肌被动拉伸的起始体位

治疗师用左手向被拉伸者头部的后上方按压其右侧喙突（产生肩胛骨的回缩和上抬运动），治疗师的用力方向如图2.4.5中的箭头所示。在活动范围末端维持被拉伸者右侧肩胛骨被动活动30~60秒。治疗师使用上述被动拉伸技术再进行2~3次被动拉伸，逐渐扩大被拉伸者右侧肩胛骨的回缩和上抬范围，直到该范围无法再扩大（该拉伸技术的结束体位见图2.4.6）。

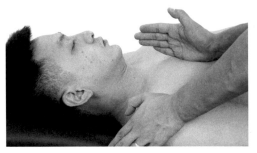

图2.4.6　男性胸小肌被动拉伸的结束体位

第五节　小圆肌

一、小圆肌的位置

小圆肌（见图2.5.1）位于冈下肌下方。

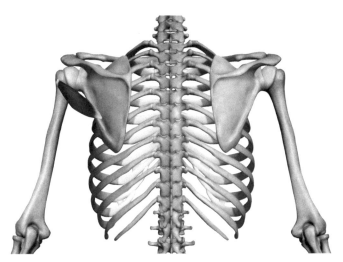

图2.5.1　小圆肌

二、小圆肌的解剖结构

小圆肌起自肩胛骨外侧缘，止于肱骨大结节。

三、小圆肌的功能

肩关节外旋。

肩关节内收。

肩关节伸展。

肩关节水平外展。

四、小圆肌的拉伸技术（以右侧为例）

1. 被拉伸者的体位

被拉伸者呈坐位，肩关节屈曲至最大限度，随后在屈曲末端内收；肘关节屈曲约90°。

2. 治疗师的体位

治疗师站在被拉伸者身后的右侧。

3. 拉伸技术

I. 被动拉伸

治疗师用左手握住被拉伸者右侧腕关节背侧的上方，用右手握住被拉伸者右侧肘关节上方的上臂（该拉伸技术的起始体位见图2.5.2）。

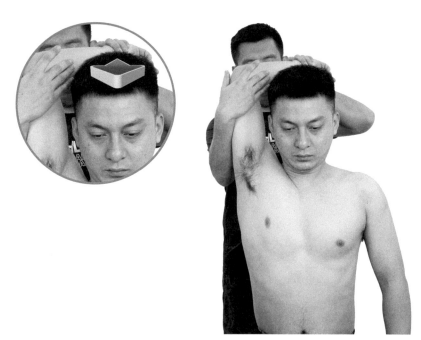

图2.5.2　小圆肌被动拉伸的起始体位

治疗师进一步使被拉伸者的右侧肩关节内旋至最大限度，其用力方向如图2.5.2中的箭头所示。在活动范围末端维持被拉伸者右侧肩关节被动内旋30~60秒。治疗师使用上述被动拉伸技术再进行2~3次被动拉伸，逐渐扩大被拉伸者右侧肩关节的内旋范围，直到该范围无法再扩大（该拉伸技术的结束体位见图2.5.3）。

II. PNF拉伸

a. 等长收缩－放松技术

治疗师握法不变。被拉伸者维持右侧肩关节的角度不变，对抗治疗师左手施加的力（治疗师的用力方向如图2.5.4中的箭头所示），使右侧肩关节等长外旋6秒（该拉伸技术的起始体位见图2.5.4）。

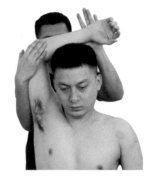

图2.5.3　小圆肌被动拉伸的结束体位

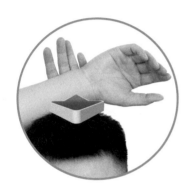

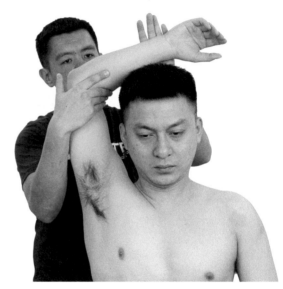

图2.5.4　小圆肌等长收缩－放松技术的起始体位

随后被拉伸者放松并深呼吸，在其呼气时，治疗师采用被动拉伸技术尝试进一步扩大其右侧肩关节的内旋范围（该拉伸技术的结束体位见图2.5.5）。

b. 交互抑制技术

治疗师用左手抵住被拉伸者右侧腕关节前侧。被拉伸者维持右侧肩关节的角度不变，对抗治疗师左手施加的力（治疗师的用力方向如图2.5.6中的箭头所示），使右侧肩关节等长内

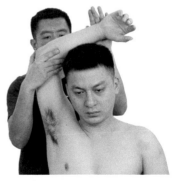

图2.5.5　小圆肌等长收缩－放松技术的结束体位

旋6秒（该拉伸技术的起始体位见图2.5.6）。

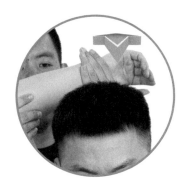

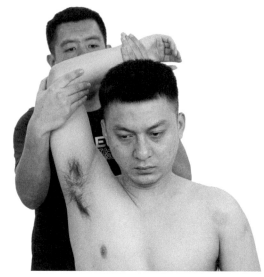

图2.5.6　小圆肌交互抑制技术的起始体位

随后被拉伸者放松并深呼吸，在其呼气时，治疗师采用被动拉伸技术尝试进一步扩大其右侧肩关节的内旋范围（该拉伸技术的结束体位见图2.5.7）。

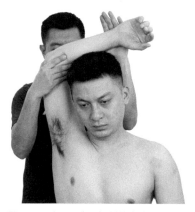

图2.5.7　小圆肌交互抑制技术的结束体位

第六节　冈下肌

一、冈下肌的位置

冈下肌（见图2.6.1）位于肩关节后面的冈下窝内，在小圆肌的上方。

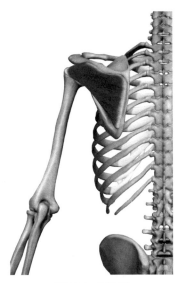

图2.6.1　冈下肌

二、冈下肌的解剖结构

冈下肌起自肩胛骨冈下窝，止于肱骨大结节。

三、冈下肌的功能

肩关节外旋。

肩关节内收。

肩关节伸展。

肩关节水平外展。

四、冈下肌的拉伸技术（以右侧为例）

1. 被拉伸者的体位

被拉伸者呈仰卧位，右侧肩关节外展约90°，右侧肘关节屈曲约90°。

2. 治疗师的体位

治疗师站在被拉伸者头部后面的右侧。

3. 拉伸技术

I. 被动拉伸

治疗师用右手握住被拉伸者右侧腕关节背侧的上方，用左手按压其右侧肩关节的前侧（该拉伸技术的起始体位见图2.6.2）。

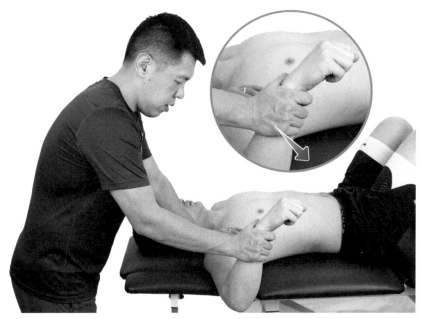

图2.6.2　冈下肌被动拉伸的起始体位

治疗师进一步使被拉伸者的右侧肩关节内旋至最大限度，其用力方向如图2.6.2中的箭头所示。在活动范围末端维持被拉伸者右侧肩关节被动内旋30~60秒。治疗师使用上述被动拉伸技术再进行2~3次被动拉伸，逐渐扩大被拉伸者右侧肩关节的内旋范围，直到该范围无法再扩大（该拉伸技术的结束体位见图2.6.3）。

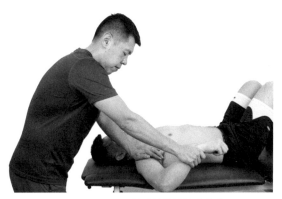

图2.6.3　冈下肌被动拉伸的结束体位

II. PNF拉伸

a. 等长收缩 – 放松技术

治疗师用右手抵住被拉伸者右侧腕关节背侧的上方。被拉伸者维持右侧肩关节的角度不变，对抗治疗师右手施加的力（治疗师的用力方向如图2.6.4中的箭头所示），使右侧肩关节等长外旋6秒（该拉伸技术的起始体位见图2.6.4）。

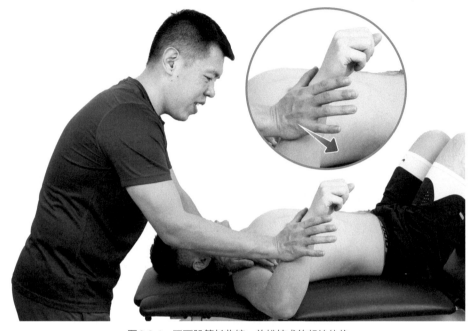

图2.6.4 冈下肌等长收缩－放松技术的起始体位

随后被拉伸者放松并深呼吸，在其呼气时，治疗师采用被动拉伸技术尝试进一步扩大其右侧肩关节的内旋范围（该拉伸技术的结束体位见图2.6.5）。

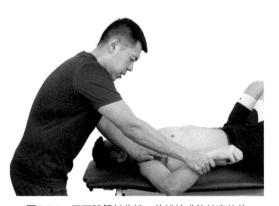

图2.6.5 冈下肌等长收缩－放松技术的结束体位

b. 交互抑制技术

治疗师用右手手指钩住被拉伸者右侧腕关节的前侧。被拉伸者维持右侧肩关节的角度不变，对抗治疗师右手施加的力（治疗师的用力方向如图2.6.6中的箭头所示），使右侧肩关节等长内旋6秒（该拉伸技术的起始体位见图2.6.6）。

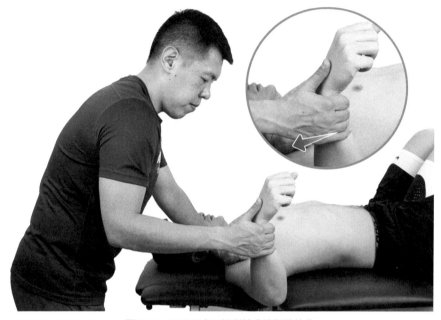

图2.6.6 冈下肌交互抑制技术的起始体位

随后被拉伸者放松并深呼吸，在其呼气时，治疗师采用被动拉伸技术尝试进一步扩大其右侧肩关节的内旋范围（该拉伸技术的结束体位见图2.6.7）。

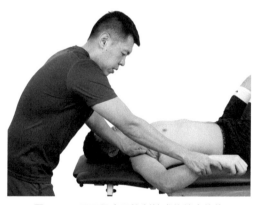

图2.6.7 冈下肌交互抑制技术的结束体位

第七节 三角肌

一、三角肌的位置

三角肌（见图2.7.1）包裹着肩关节，呈倒三角形。

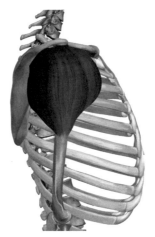

图2.7.1　三角肌

二、三角肌的解剖结构

三角肌肌束分为前、中、后3束，前束起自锁骨外侧1/3，中束起自肩峰，后束起自肩胛冈，3束逐渐向外下方集中，止于肱骨三角肌粗隆。

三、三角肌的功能

三角肌的前、中、后3束整体收缩，可使肩关节外展。与此同时，这3束彼此之间在功能上又存在一定的差异。

（一）三角肌前束的功能

肩关节外展。

肩关节屈曲。

肩关节水平内收。

肩关节内旋。

（二）三角肌中束的功能

肩关节外展。

（三）三角肌后束的功能

肩关节外展。

肩关节伸展。

肩关节水平外展。

肩关节外旋。

由于三角肌3束的走向和功能略有区别，下面将针对三角肌前束和后束的拉伸技术分别进行论述。

四、三角肌的拉伸技术

（一）三角肌前束的双侧拉伸技术

1. 被拉伸者的体位

被拉伸者呈仰卧位，膝关节和髋关节屈曲，背部平贴于治疗床上。治疗师可以使用治疗带或关节松动带固定被拉伸者的腰部和胸部区域，以防止其腰部拱起。被拉伸者收拢下巴以保护颈椎，主动屈曲双侧肘关节至90°并主动屈曲双侧肩关节约90°，随后主动水平外展双侧肩关节至最大限度。

2. 治疗师的体位

治疗师站在被拉伸者头部后方，正对被拉伸者的双足。

3. 拉伸技术

I. 被动拉伸

治疗师用双手握住被拉伸者的肘部内侧，保持被拉伸者双侧肩关节屈曲90°，并且使双侧肩关节外旋至最大限度（该拉伸技术的起始体位见图2.7.2）。

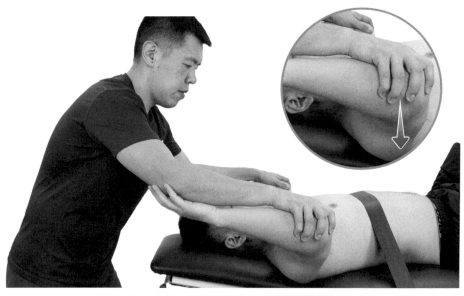

图2.7.2　三角肌前束双侧被动拉伸的起始体位

治疗师进一步使被拉伸者的双侧肩关节水平外展至最大限度，其用力方向如

图2.7.2中的箭头所示。在活动范围末端维持被拉伸者双侧肩关节被动水平外展30~60秒。治疗师使用上述被动拉伸技术再进行2~3次被动拉伸，逐渐扩大被拉伸者双侧肩关节的水平外展范围，直到该范围无法再扩大（该拉伸技术的结束体位见图2.7.3）。

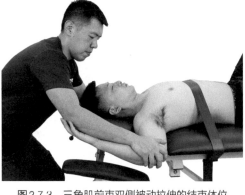

图2.7.3　三角肌前束双侧被动拉伸的结束体位

　　II. PNF拉伸

　　a. 等长收缩－放松技术

　　治疗师用双手抵住被拉伸者双侧肘部内侧。被拉伸者维持双侧肩关节的角度不变，对抗治疗师双手施加的力（治疗师的用力方向如图2.7.4中的箭头所示），使双侧肩关节等长水平内收6秒（该拉伸技术的起始体位见图2.7.4）。

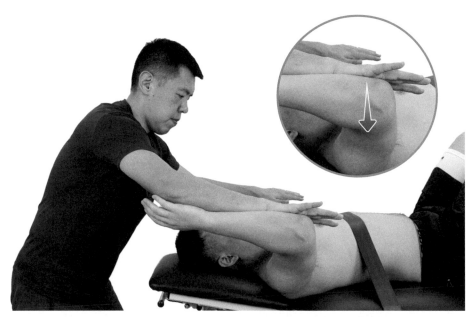

图2.7.4　三角肌前束双侧等长收缩－放松技术的起始体位

　　随后被拉伸者放松并深呼吸，在其呼气时，治疗师采用被动拉伸技术尝试进一步扩大其双侧肩关节的水平外展范围（该拉伸技术的结束体位见图2.7.5）。

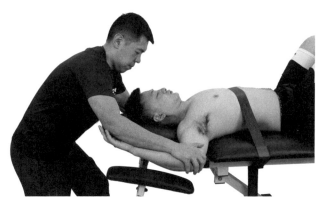

图2.7.5　三角肌前束双侧等长收缩－放松技术的结束体位

b. 交互抑制技术

治疗师将双手移至被拉伸者双侧手臂下方，抵住其双侧肘部。被拉伸者维持双侧肩关节的角度不变，对抗治疗师双手施加的力（治疗师的用力方向如图2.7.6中的箭头所示），使双侧肩关节水平外展6秒（该拉伸技术的起始体位见图2.7.6）。

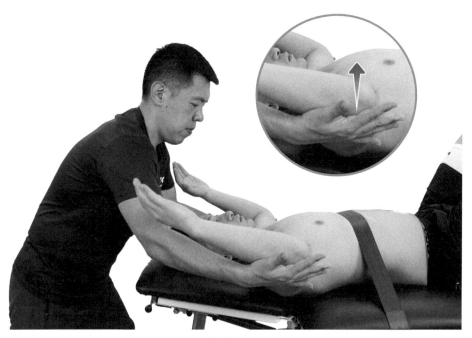

图2.7.6　三角肌前束双侧交互抑制技术的起始体位

随后被拉伸者放松并深呼吸，在其呼气时，治疗师采用被动拉伸技术尝试进一步扩大其双侧肩关节的水平外展范围（该拉伸技术的结束体位见图2.7.7）。

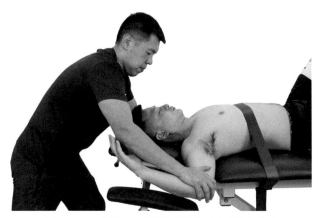

图2.7.7　三角肌前束双侧交互抑制技术的结束体位

（二）三角肌后束的拉伸技术（以右侧为例）

1. 被拉伸者的体位

被拉伸者呈仰卧位，膝关节和髋关节屈曲，背部平贴于治疗床上。治疗师可以使用治疗带或关节松动带固定被拉伸者的腰部和胸部区域，以防止其腰部拱起。被拉伸者收拢下巴以保护颈椎，伸直右侧肘关节并主动屈曲该侧肩关节至90°，主动内旋右侧肩关节至最大限度，随后主动水平内收右侧肩关节至最大限度。

2. 治疗师的体位

治疗师面向被拉伸者的足部，站在被拉伸者头部后方。

3. 拉伸技术

I. 被动拉伸

治疗师用左手握住被拉伸者右侧腕关节的上方，用右手握住其右侧肘关节的上方。治疗师保持被拉伸者右侧肘关节伸直，并进一步使右侧肩关节内旋至最大限度（该拉伸技术的起始体位见图2.7.8）。

治疗师进一步使被拉伸者的右侧肩关节水平内收至最大限度，其用力方向如图2.7.8中的箭头所示。在活动范围末端维持被拉伸者右侧肩关节被动水平内收30~60秒。治疗师使用上述被动拉伸技术再进行2~3次被动拉伸，逐渐扩大被拉伸者右侧肩关节的水平内收范围，直到该范围无法再扩大（该拉伸技术的结束体位见图2.7.9）。

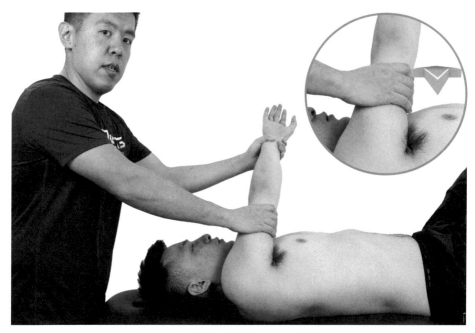

图2.7.8　三角肌后束被动拉伸的起始体位

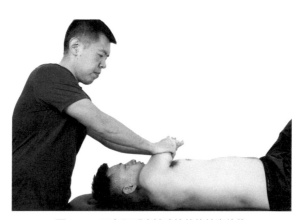

图2.7.9　三角肌后束被动拉伸的结束体位

Ⅱ. PNF拉伸

a. 等长收缩－放松技术

　　治疗师用右手抵住被拉伸者右侧肘部的背侧。被拉伸者维持右侧肩关节的角度不变，对抗治疗师右手施加的力（治疗师的用力方向如图2.7.10中的箭头所示），使右侧肩关节等长水平外展6秒（该拉伸技术的起始体位见图2.7.10）。

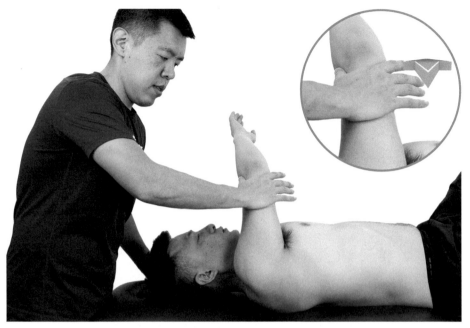

图2.7.10　三角肌后束等长收缩－放松技术的起始体位

随后被拉伸者放松并深呼吸，在其呼气时，治疗师采用被动拉伸技术尝试进一步扩大其右侧肩关节的水平内收范围（该拉伸技术的结束体位见图2.7.11）。

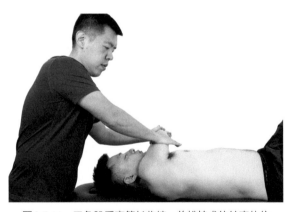

图2.7.11　三角肌后束等长收缩－放松技术的结束体位

b. 交互抑制技术

治疗师用左手抵住被拉伸者右侧肘部的内侧。被拉伸者维持右侧肩关节的角度不变，对抗治疗师左手施加的力（治疗师的用力方向如图2.7.12中的箭头所示），使右侧肩关节等长水平内收6秒（该拉伸技术的起始体位见图2.7.12）。

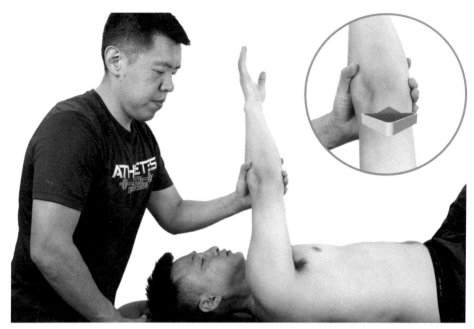

图2.7.12　三角肌后束交互抑制技术的起始体位

　　随后被拉伸者放松并深呼吸，在其呼气时，治疗师采用被动拉伸技术尝试进一步扩大其右侧肩关节的水平内收范围（该拉伸技术的结束体位见图2.7.13）。

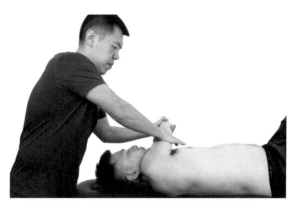

图2.7.13　三角肌后束交互抑制技术的结束体位

第八节　菱形肌

一、菱形肌的位置

　　菱形肌（见图2.8.1）位于斜方肌深层、肩胛骨内侧缘和脊柱之间，肌纤维由内上向外下斜行。

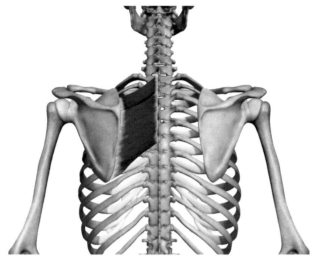

图2.8.1　菱形肌

二、菱形肌的解剖结构

　　菱形肌起自第六、七颈椎和第一～四胸椎棘突，止于肩胛骨内侧缘。

三、菱形肌的功能

　　肩胛骨后缩。

　　肩胛骨上提。

　　肩胛骨下回旋。

四、菱形肌的拉伸技术

（一）菱形肌俯卧位拉伸技术（以左侧为例）

　　1. 被拉伸者的体位

　　被拉伸者呈俯卧位，双侧上肢自由悬垂于治疗床边缘。

　　2. 治疗师的体位

　　治疗师面向被拉伸者的足部，站在被拉伸者头部后方。

　　3. 拉伸技术

　　I. 被动拉伸

　　治疗师将右手放在被拉伸者左侧肩胛骨上，右手大鱼际沿着左侧肩胛骨内侧缘放置，用左手固定被拉伸者上背部（该拉伸技术的起始体位见图2.8.2）。

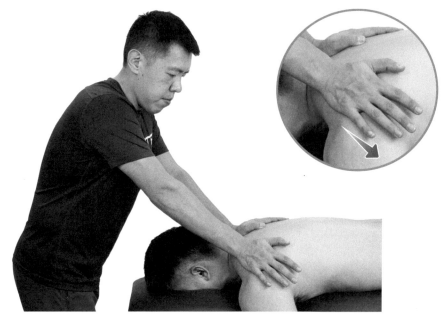

图2.8.2　菱形肌俯卧位被动拉伸的起始体位

　　治疗师逐渐向被拉伸者身体的前外侧和足部方向推其左侧肩胛骨至最大限度（使肩胛骨产生下沉和前伸运动），治疗师的用力方向如图2.8.2中的箭头所示。在活动范围末端维持被拉伸者左侧肩胛骨被动活动30~60秒。治疗师使用上述被动拉伸技术再进行2~3次被动拉伸，逐渐扩大被拉伸者左侧肩胛骨下沉和前伸的范围，直到该范围无法再扩大（该拉伸技术的结束体位见图2.8.3）。

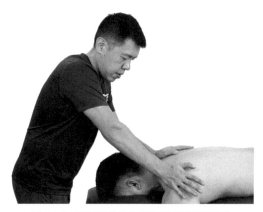

图2.8.3　菱形肌俯卧位被动拉伸的结束体位

II. PNF拉伸

a. 等长收缩－放松技术

治疗师握法不变。被拉伸者维持左侧肩关节的角度不变，对抗治疗师右手施加的力（治疗师的用力方向如图2.8.4中的箭头所示），使左侧肩胛骨等长后缩6秒（该拉伸技术的起始体位见图2.8.4）。

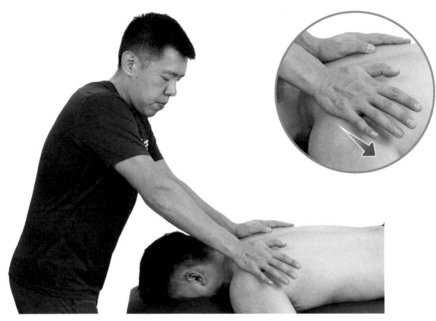

图2.8.4　菱形肌俯卧位等长收缩－放松技术的起始体位

随后被拉伸者放松并深呼吸，在其呼气时，治疗师采用被动拉伸技术尝试进一步扩大其左侧肩胛骨的下沉和前伸范围（该拉伸技术的结束体位见图2.8.5）。

b. 交互抑制技术

治疗师将右手放在被拉伸者左侧肩关节的前方，用左手固定其右侧胸部。被拉伸者维持左侧肩胛骨

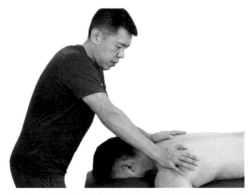

图2.8.5　菱形肌俯卧位等长收缩－放松技术的结束体位

的角度不变，对抗治疗师右手施加的力（治疗师的用力方向如图2.8.6中的箭头所示），使左侧肩胛骨等长前伸6秒（该拉伸技术的起始体位见图2.8.6）。

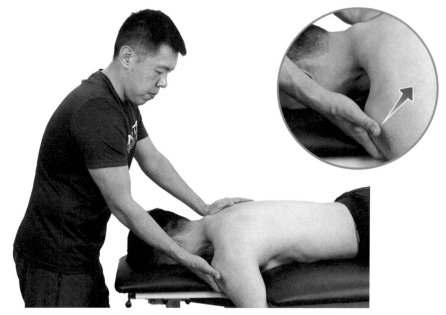

图2.8.6　菱形肌俯卧位交互抑制技术的起始体位

随后被拉伸者放松并深呼吸，在其呼气时，治疗师采用被动拉伸技术尝试进一步扩大其左侧肩胛骨的下沉和前伸范围（该拉伸技术的结束体位见图2.8.7）。

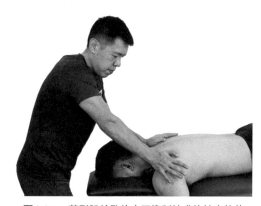

图2.8.7　菱形肌俯卧位交互抑制技术的结束体位

（二）菱形肌侧卧位拉伸技术（以右侧为例）

1. 被拉伸者的体位

被拉伸者呈左侧卧位，右肩关节前屈约90°。

2. 治疗师的体位

治疗师靠在治疗床的边缘或半坐在治疗床上。治疗师身体左侧靠着被拉伸者的腹部和胸部。治疗师用左手握住被拉伸者右侧肩胛骨背侧内侧缘，用右手握住其右侧肩部。

3. 拉伸技术

I. 被动拉伸

治疗师逐渐向被拉伸者身体的前外侧和足部方向拉动其肩胛骨至最大限度（使肩胛骨产生下沉和前伸运动），治疗师的用力方向如图2.8.8中的箭头所示。在活动范围末端维持被拉伸者右侧肩胛骨被动活动30~60秒（该拉伸技术的起始体位见图2.8.8）。

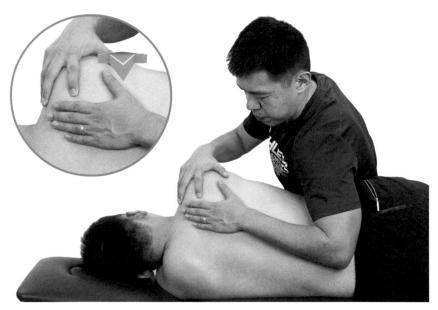

图2.8.8　菱形肌侧卧位被动拉伸的起始体位

治疗师使用上述被动拉伸技术再进行2~3次被动拉伸，逐渐扩大被拉伸者右侧肩胛骨下沉和前伸的范围，直到该范围无法再扩大（该拉伸技术的结束体位见图2.8.9）。

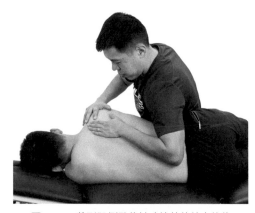

图2.8.9　菱形肌侧卧位被动拉伸的结束体位

II. PNF拉伸

a. 等长收缩 – 放松技术

治疗师握法不变。被拉伸者维持右侧肩胛骨的位置不变，对抗治疗师右手施加的力（治疗师的用力方向如图2.8.10中的箭头所示），使右侧肩胛骨等长后缩6秒（该拉伸技术的起始体位见图2.8.10）。

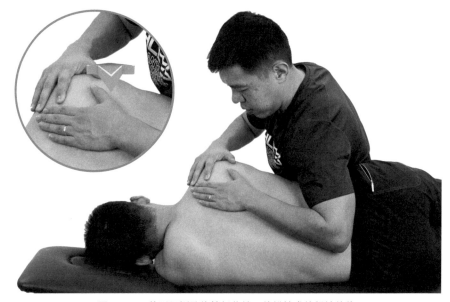

图2.8.10 菱形肌侧卧位等长收缩 – 放松技术的起始体位

随后被拉伸者放松并深呼吸，在其呼气时，治疗师采用被动拉伸技术尝试进一步扩大其右侧肩胛骨的下沉和前伸范围（该拉伸技术的结束体位见图2.8.11）。

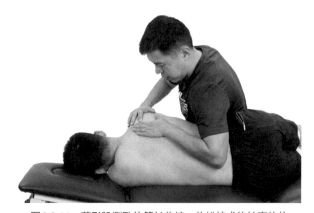

图2.8.11 菱形肌侧卧位等长收缩 – 放松技术的结束体位

b. 交互抑制技术

　　治疗师将右手放在被拉伸者右侧肩关节的前方，用左手固定其右侧胸腔。被拉伸者维持右侧肩胛骨的角度不变，对抗治疗师右手施加的力（治疗师的用力方向如图2.8.12中的箭头所示），使右侧肩胛骨等长前伸6秒（该拉伸技术的起始体位见图2.8.12）。

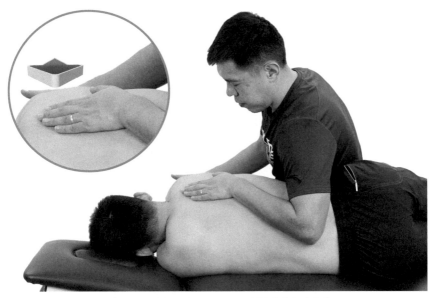

图2.8.12　菱形肌侧卧位交互抑制技术的起始体位

　　随后被拉伸者放松并深呼吸，在其呼气时，治疗师采用被动拉伸技术尝试进一步扩大其右侧肩胛骨的下沉和前伸范围（该拉伸技术的结束体位见图2.8.13）。

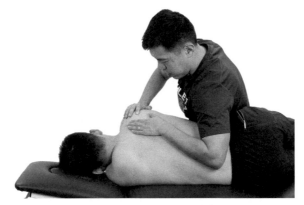

图2.8.13　菱形肌侧卧位交互抑制技术的结束体位

第九节　肱三头肌长头

一、肱三头肌长头的位置

肱三头肌长头位于肩关节和肘关节后侧，为上臂后面的伸肌，其肌纤维走向为由上向下。肱三头肌长头的位置如图2.9.1所示。

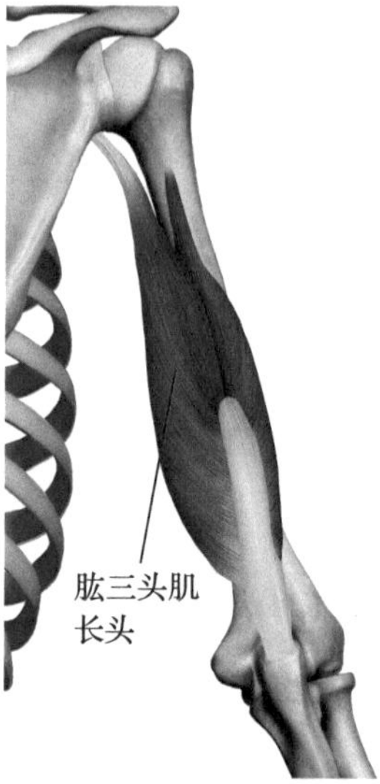

二、肱三头肌长头的解剖结构

肱三头肌由3个头组成，分别为长头、外侧头、内侧头。其长头起自肩胛骨盂下结节，与肱三头肌外侧头、内侧头一起向下汇合，止于尺骨鹰嘴。3束肌纤维都具有使肘关节伸展的作用，与此同时，这3束肌纤维在功能上又存在一定的差异。

三、肱三头肌长头的功能

肩关节外展。

肩关节伸展。

肘关节伸展。

肩关节内旋。

肱三头肌
长头

图2.9.1　肱三头肌长头

四、肱三头肌长头的拉伸技术

由于肱三头肌的功能和作用涉及肩关节和肘关节两个关节，因此本书将肱三头肌长头的拉伸技术放在本章中进行介绍，而将肱三头肌内侧头和外侧头的拉伸技术放在"肘关节肌肉的拉伸技术"中进行介绍。

（一）肱三头肌长头坐位拉伸技术（以左侧为例）

1. 被拉伸者的体位

被拉伸者呈坐位，左侧肩关节前屈至最大限度并内收，左侧肘关节屈曲至最大限度。

2. 治疗师的体位

治疗师面向被拉伸者，站在被拉伸者的右侧。

3. 拉伸技术

I. 被动拉伸

治疗师用左手握住被拉伸者左侧前臂背侧，用右手固定其左侧肩部外侧（使左侧肩关节最大限度地内收）（该拉伸技术的起始体位见图2.9.2）。

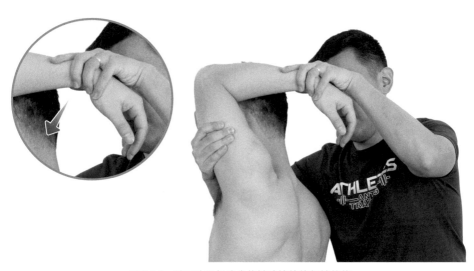

图2.9.2 肱三头肌长头坐位被动拉伸的起始体位

治疗师逐渐使被拉伸者的左侧肘关节屈曲至最大限度，其用力方向如图2.9.2中的箭头所示。在活动范围末端维持被拉伸者左侧肘关节被动屈曲30~60秒。治疗师使用上述被动拉伸技术再进行2~3次被动拉伸，逐渐扩大被拉伸者左侧肘关节的被动屈曲范围，直到该范围无法再扩大（该拉伸技术的结束体位见图2.9.3）。

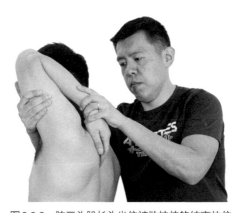

图2.9.3 肱三头肌长头坐位被动拉伸的结束体位

II. PNF拉伸

a. 等长收缩–放松技术

治疗师握法不变。被拉伸者维持左侧肘关节的角度不变，对抗治疗师左手施加的力（治疗师的用力方向如图2.9.4中的箭头所示），等长伸肘6秒（该拉伸技术的起始体位见图2.9.4）。

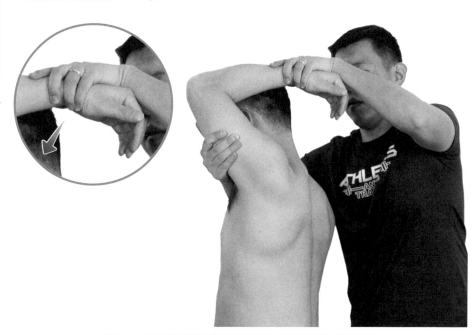

图2.9.4　肱三头肌长头坐位等长收缩–放松技术的起始体位

随后被拉伸者放松并深呼吸，在其呼气时，治疗师采用被动拉伸技术尝试进一步扩大其左侧肘关节的被动屈曲范围（该拉伸技术的结束体位见图2.9.5）。

b. 交互抑制技术

治疗师握法不变。被拉伸者维持左侧肘关节的角度不变，对抗治疗师左手施加的力（治疗师的用力方向如图2.9.6中的箭头所示），等长屈肘6秒（该拉伸技术的起始体位见图2.9.6）。

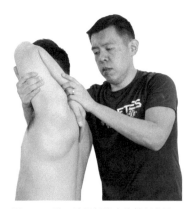

图2.9.5　肱三头肌长头坐位等长收缩–放松技术的结束体位

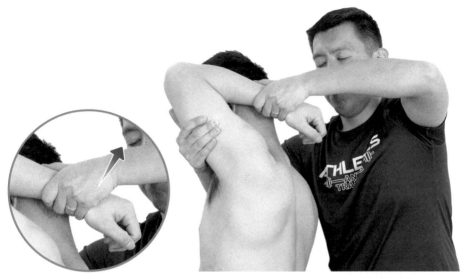

图2.9.6　肱三头肌长头坐位交互抑制技术的起始体位

随后被拉伸者放松并深呼吸，在其呼气时，治疗师采用被动拉伸技术尝试进一步扩大其左侧肘关节的被动屈曲范围（该拉伸技术的结束体位见图2.9.7）。

若治疗师较难固定被拉伸者，可让被拉伸者采用侧卧位接受治疗。

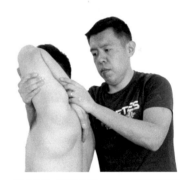

图2.9.7　肱三头肌长头坐位交互抑制技术的结束体位

（二）肱三头肌长头侧卧位拉伸技术（以左侧为例）

1. 被拉伸者的体位

被拉伸者呈左侧卧位，左侧肩关节前屈至最大限度。治疗床头端抬起，被拉伸者使左侧肩关节内收至最大限度。

2. 治疗师的体位

治疗师面向被拉伸者的面部，站在治疗床的头端。

3. 拉伸技术

I. 被动拉伸

治疗师用右手握住被拉伸者左腕关节上方的前臂，用左手从后方固定被拉伸者的左侧肩关节（该拉伸技术的起始体位见图2.9.8）。

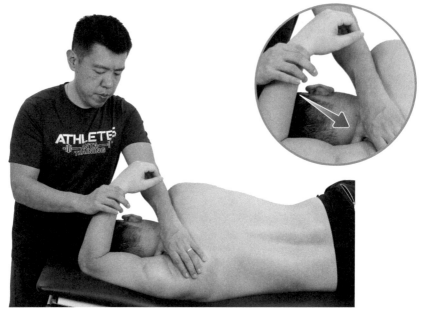

图2.9.8　肱三头肌长头侧卧位被动拉伸的起始体位

治疗师逐渐使被拉伸者的左侧肘关节屈曲至最大限度，其用力方向如图2.9.8中的箭头所示。在活动范围末端维持被拉伸者左侧肘关节被动屈曲30~60秒。治疗师使用上述被动拉伸技术再进行2~3次被动拉伸，逐渐扩大被拉伸者左侧肘关节的被动屈曲范围，直到该范围无法再扩大（该拉伸技术的结束体位见图2.9.9）。

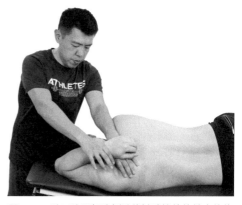

图2.9.9　肱三头肌长头侧卧位被动拉伸的结束体位

II. PNF拉伸

a. 等长收缩-放松技术

治疗师握法不变。被拉伸者维持左侧肘关节的角度不变，对抗治疗师右手施加的力（治疗师的用力方向如图2.9.10中的箭头所示），等长屈肘6秒（该拉伸技术的起始体位见图2.9.10）。

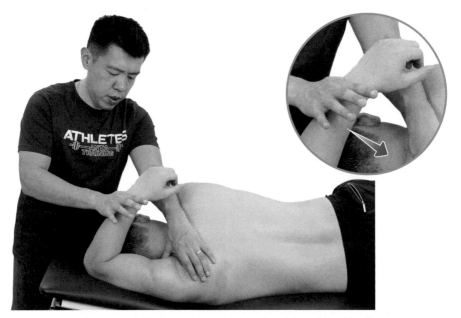

图2.9.10　肱三头肌长头侧卧位等长收缩－放松技术的起始体位

随后被拉伸者放松并深呼吸，在其呼气时，治疗师采用被动拉伸技术尝试进一步扩大其左侧肘关节的被动屈曲范围（该拉伸技术的结束体位见图2.9.11）。

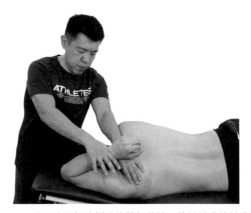

图2.9.11　肱三头肌长头侧卧位等长收缩－放松技术的结束体位

b. 交互抑制技术

治疗师握法不变。被拉伸者维持左侧肘关节的角度不变，对抗治疗师右手施加的力（治疗师的用力方向如图2.9.12中的箭头所示），等长屈肘6秒（该拉伸技术的起始体位见图2.9.12）。

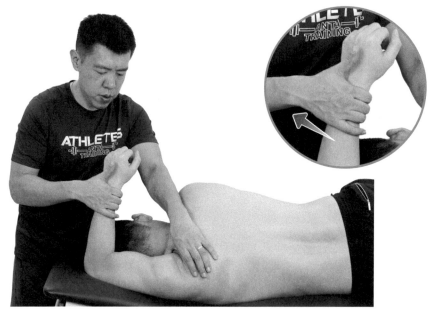

图2.9.12 肱三头肌长头侧卧位交互抑制技术的起始体位

　　随后被拉伸者放松并深呼吸，在其呼气时，治疗师采用被动拉伸技术尝试进一步扩大其左侧肘关节的被动屈曲范围（该拉伸技术的结束体位见图2.9.13）。

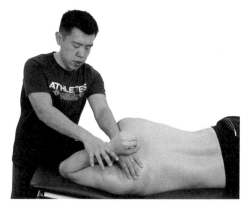

图2.9.13 肱三头肌长头侧卧位交互抑制技术的结束体位

第十节 肱二头肌

一、肱二头肌的位置

　　肱二头肌（见图2.10.1）位于上臂前侧，为上臂前侧的屈肌群，其肌纤维走向为由上向下。

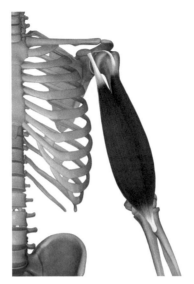

图2.10.1　肱二头肌

二、肱二头肌的解剖结构

肱二头肌由两个头组成。其长头起自肩胛骨盂上结节，短头起自肩胛骨喙突，肌腱止于桡骨粗隆，腱膜止于前臂筋膜。

三、肱二头肌的功能

（一）肱二头肌长头的功能

肩关节屈曲。

肩关节外展。

肘关节屈曲。

前臂旋外。

（二）肱二头肌短头的功能

肩关节屈曲。

肩关节内收。

肘关节屈曲。

前臂旋后。

四、肱二头肌的拉伸技术

肱二头肌的功能和作用虽涉及肩关节和肘关节两个关节，但主要涉及肩关节，因此将肱二头肌的拉伸技术放在"肩关节肌肉的拉伸技术"中进行介绍，下面将分别介绍肱二头肌长头和肱二头肌短头的拉伸技术。

（一）肱二头肌长头的拉伸技术（以右侧为例）

1. 被拉伸者的体位

被拉伸者呈左侧卧位。治疗床的头端略抬起。被拉伸者的右侧肩关节伸展并内收，随后外旋；右侧肘关节伸展至最大限度，前臂旋前至最大限度。

2. 治疗师的体位

治疗师半坐在被拉伸者的身后，固定被拉伸者的腰椎和胸椎区域。

3. 拉伸技术

I. 被动拉伸

治疗师用左手握住被拉伸者右侧腕关节上方的前臂，用右手固定其右侧肘关节上方的上臂（该拉伸技术的起始体位见图2.10.2）。

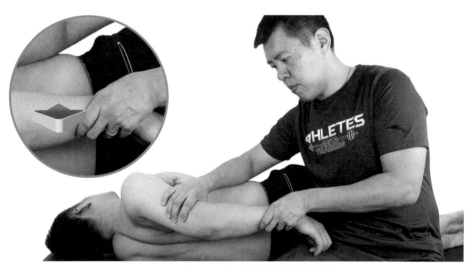

图2.10.2　肱二头肌长头被动拉伸的起始体位

治疗师逐渐使被拉伸者的右侧肘关节伸展至最大限度，其用力方向如图2.10.2中的箭头所示。在活动范围末端维持被拉伸者右侧肘关节被动伸展30~60秒。治疗师使用上述被动拉伸技术再进行2~3次被动拉伸，逐渐扩大被拉伸者右侧肘关节的被动伸展范围，直到该范围无法再扩大（该拉伸技术的起始体位见图2.10.3）。

II. PNF拉伸

a. 等长收缩－放松技术

治疗师握法不变。被拉伸者维持右侧肘关节的角度不变，对抗治疗师左手施加的力（治疗师的用力方向如图2.10.4中的箭头所示），等长屈肘6秒（该拉伸技术的起始体位见图2.10.4）。

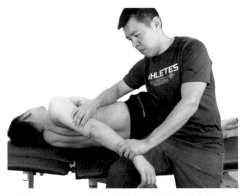

图2.10.3　肱二头肌长头被动拉伸的结束体位

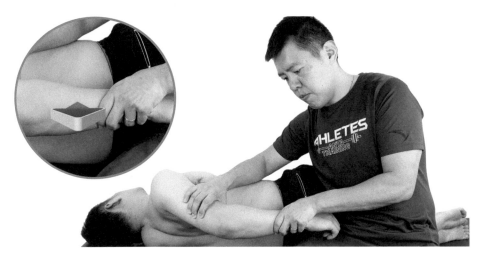

图2.10.4　肱二头肌长头等长收缩－放松技术的起始体位

随后被拉伸者放松并深呼吸，在其呼气时，治疗师采用被动拉伸技术尝试进一步扩大其右侧肘关节的被动伸展范围（该拉伸技术的结束体位见图2.10.5）。

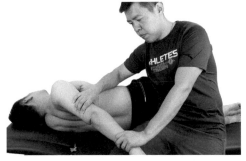

图2.10.5　肱二头肌长头等长收缩－放松技术的结束体位

b. 交互抑制技术

治疗师握法不变。被拉伸者维持右侧肘关节的角度不变，对抗治疗师左手施加的力，治疗师的用力方向如图2.10.6中的箭头所示，等长伸肘6秒（该拉伸技术的起始体位见图2.10.6）。

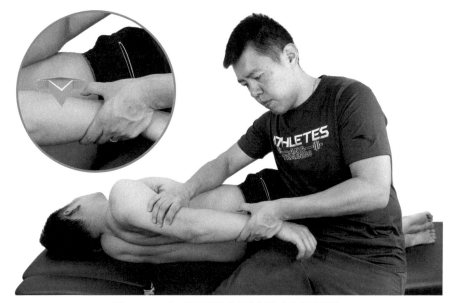

图2.10.6　肱二头肌长头交互抑制技术的起始体位

随后被拉伸者放松并深呼吸，在其呼气时，治疗师采用被动拉伸技术尝试进一步扩大其右侧肘关节的被动伸展范围（该拉伸技术的结束体位见图2.10.7）。

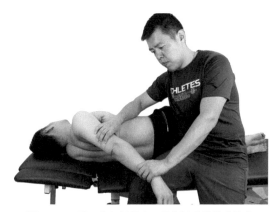

图2.10.7　肱二头肌长头交互抑制技术的结束体位

（二）肱二头肌短头的拉伸技术（以右侧为例）

1. 被拉伸者的体位

被拉伸者呈仰卧位，平贴于治疗床上。治疗师可以使用治疗带或关节松动带固定被拉伸者的胸部。被拉伸者的右侧肩关节伸展并外旋，随后外展，角度小于90°；右侧肘关节伸展至最大限度。前臂旋前至最大限度。

2. 治疗师的体位

治疗师面向被拉伸者的足部，站在被拉伸者的右侧。

3. 拉伸技术

I. 被动拉伸

治疗师用右手握住被拉伸者右侧腕关节上方的前臂背侧，用左手握住其右侧上臂背内侧（该拉伸技术的起始体位见图2.10.8）。

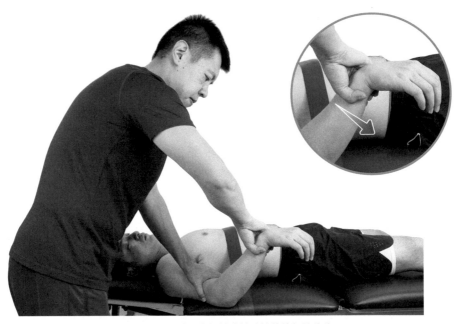

图2.10.8　肱二头肌短头被动拉伸的起始体位

治疗师逐渐使被拉伸者的右侧肘关节伸展至最大限度，其用力方向如图2.10.8中的箭头所示。在活动范围末端维持被拉伸者右侧肘关节被动伸展30~60秒。治疗师使用上述被动拉伸技术再进行2~3次被动拉伸，逐渐扩大被拉伸者右侧肘关节的被动伸展范围，直到该范围无法再扩大（该拉伸技术的结束体位见图2.10.9）。

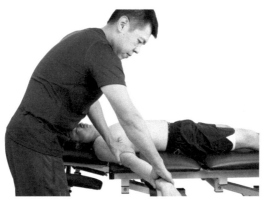

图2.10.9　肱二头肌短头被动拉伸的结束体位

II. PNF拉伸

a. 等长收缩－放松技术

治疗师握法不变。被拉伸者维持右侧肘关节的角度不变，对抗治疗师右手施加的力（治疗师的用力方向如图2.10.10中的箭头所示），等长屈肘6秒（该拉伸技术的起始体位见图2.10.10）。

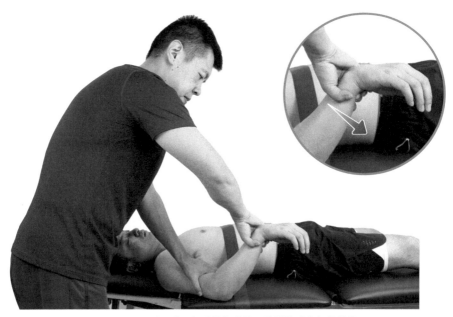

图2.10.10　肱二头肌短头等长收缩－放松技术的起始体位

随后被拉伸者放松并深呼吸，在其呼气时，治疗师采用被动拉伸技术尝试进一步扩大其右侧肘关节的被动伸展范围（该拉伸技术的结束体位见图2.10.11）。

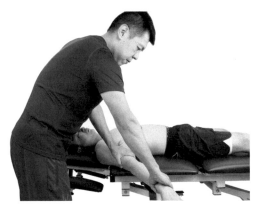

图2.10.11 肱二头肌短头等长收缩－放松技术的结束体位

b. 交互抑制技术

治疗师用右手抵住被拉伸者右侧前臂尺侧。被拉伸者维持右侧肘关节的角度不变，对抗治疗师右手施加的力（治疗师的用力方向如图2.10.12中的箭头所示），等长伸肘6秒（该拉伸技术的起始体位见图2.10.12）。

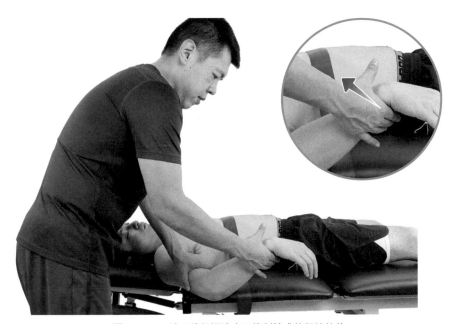

图2.10.12 肱二头肌短头交互抑制技术的起始体位

随后被拉伸者放松并深呼吸，在其呼气时，治疗师采用被动拉伸技术尝试进一步扩大其右侧肘关节的被动伸展范围（该拉伸技术的结束体位见图2.10.13）。

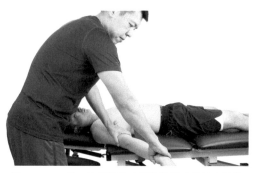

图2.10.13　肱二头肌短头交互抑制技术的结束体位

第十一节　肩胛提肌

一、肩胛提肌的位置

肩胛提肌（见图2.11.1）是位于颈部两侧的带状长肌，其上部位于胸锁乳突肌的深层，下部位于斜方肌的深层。

二、肩胛提肌的解剖结构

肩胛提肌起自第一～四颈椎横突，止于肩胛骨上角和内侧缘上部。

三、肩胛提肌的功能

肩胛骨上提。

肩胛骨下回旋。

颈部伸展。

颈部同侧侧屈。

颈部同侧旋转。

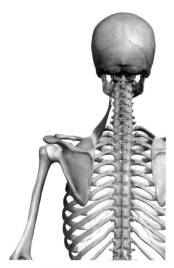

图2.11.1　肩胛提肌

四、肩胛提肌的拉伸技术（以右侧为例）

1. 被拉伸者的体位

被拉伸者呈仰卧位，治疗师可以使用治疗带或关节松动带将其固定在治疗床上。

2. 治疗师的体位

治疗师面向被拉伸者的双足，站在治疗床的头端后方。

3. 拉伸技术

I. 被动拉伸

治疗师用左手握住被拉伸者的上颈部背侧，用右手虎口卡住其右侧肩胛上角。治疗师用左手使被拉伸者颈部被动屈曲至最大限度，然后使其枕部靠在自己的胸部以维持被拉伸者颈部屈曲的角度。治疗师用左手使被拉伸者的颈部被动向左侧旋转至最大限度，然后用左侧前臂支撑被拉伸者的左侧面部以维持其颈部的旋转角度。治疗师用右手虎口沿治疗床面向被拉伸者足部方向用力向下推右侧肩胛上角下沉至最大限度（同时产生一定程度的肩胛骨上回旋运动）（该拉伸技术的起始体位见图2.11.2）。

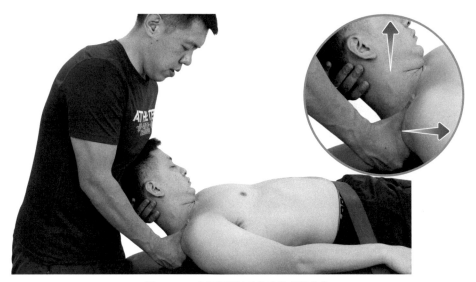

图2.11.2　肩胛提肌被动拉伸的起始体位

治疗师逐渐使被拉伸者的颈部向左侧侧屈至最大限度，治疗师的用力方向如图2.11.2中的箭头所示。在活动范围末端维持被拉伸者颈部被动左侧侧屈30~60秒。治疗师使用上述被动拉伸技术再进行2~3次被动拉伸，逐渐扩大被拉伸者颈部被动左侧侧屈范围，直到该范围无法再扩大（该拉伸技术的结束体位见图2.11.3）。

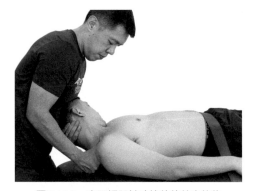

图2.11.3　肩胛提肌被动拉伸的结束体位

Ⅱ. PNF拉伸

a. 等长收缩－放松技术

治疗师握法不变。被拉伸者维持颈部姿势不变，对抗治疗师右手施加的力（治疗师的用力方向如图2.11.4中的箭头所示），使右侧肩胛骨等长上抬（沿治疗床面耸肩）6秒（该拉伸技术的起始体位见图2.11.4）。

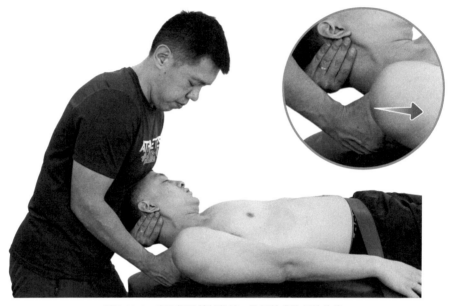

图2.11.4 肩胛提肌等长收缩－放松技术的起始体位

随后被拉伸者放松并深呼吸，在其呼气时，治疗师采用被动拉伸技术尝试进一步扩大其颈部被动左侧侧屈范围（该拉伸技术的结束体位见图2.11.5）。

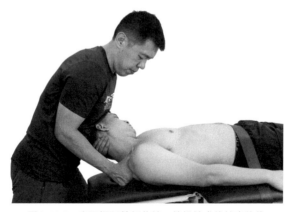

图2.11.5 肩胛提肌等长收缩－放松技术的结束体位

b. 交互抑制技术

治疗师握法不变。被拉伸者维持颈部姿势不变，使右侧肩胛骨等长下沉（沿治疗床面向下沉肩）6秒（该拉伸技术的起始体位见图2.11.6）。

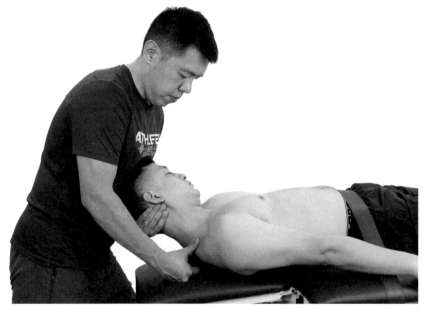

图2.11.6　肩胛提肌交互抑制技术的起始体位

随后被拉伸者放松并深呼吸，在其呼气时，治疗师采用被动拉伸技术尝试进一步扩大其颈部被动左侧侧屈范围（该拉伸技术的结束体位见图2.11.7）。

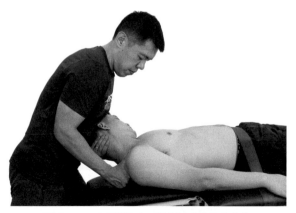

图2.11.7　肩胛提肌交互抑制技术的结束体位

肩关节肌肉功能汇总表

肌肉名称	功能
胸大肌腹部	肩关节内收 肩关节内旋 肩关节水平内收 肩关节处在屈曲位或过头位时，伸展肩关节
胸大肌胸肋部	肩关节内收 肩关节内旋 肩关节水平内收
胸大肌锁骨部	肩关节内收 肩关节内旋 肩关节水平内收 肩关节处在伸展位时，屈曲肩关节
背阔肌	肩关节伸展 肩关节内收 肩关节内旋
大圆肌	肩关节伸展 肩关节内收 肩关节内旋
胸小肌	肩胛骨前伸 肩胛骨下沉 肩胛骨下回旋
小圆肌	肩关节外旋 肩关节内收 肩关节伸展 肩关节水平外展
冈下肌	肩关节外旋 肩关节内收 肩关节伸展 肩关节水平外展
三角肌前束	肩关节外展 肩关节屈曲 肩关节水平内收 肩关节内旋
三角肌中束	肩关节外展
三角肌后束	肩关节外展 肩关节伸展 肩关节水平外展 肩关节外旋

肌肉名称	功能
菱形肌	肩胛骨后缩 肩胛骨上提 肩胛骨下回旋
肱三头肌长头	肩关节外展 肩关节伸展 肘关节伸展 肩关节内旋
肱二头肌长头	肩关节屈曲 肩关节外展 肘关节屈曲 前臂旋外
肱二头肌短头	肩关节屈曲 肩关节内收 肘关节屈曲 前臂旋后
肩胛提肌	肩胛骨上提 肩胛骨下回旋 颈部伸展 颈部同侧侧屈 颈部同侧旋转

3

第三章
肘关节肌肉的拉伸技术

第一节　肱三头肌外侧头和内侧头

一、肱三头肌外侧头和内侧头的位置

肱三头肌外侧头和内侧头位于肘关节后侧，为上臂后面的伸肌群。肱三头肌外侧头和内侧头的位置如图3.1.1所示。

二、肱三头肌外侧头和内侧头的解剖结构

肱三头肌外侧头起自肱骨体后面桡神经沟外上方，内侧头起自桡神经沟内下方，二者与肱三头肌长头共同止于尺骨鹰嘴。

三、肱三头肌外侧头和内侧头的功能

（一）肱三头肌外侧头的功能

肘关节伸展。

（二）肱三头肌内侧头的功能

肘关节伸展。

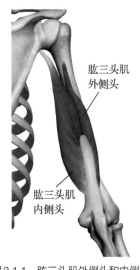

肱三头肌
外侧头

肱三头肌
内侧头

图3.1.1　肱三头肌外侧头和内侧头

四、肱三头肌外侧头和内侧头的拉伸技术（以右侧为例）

由于肱三头肌的功能和作用涉及肩关节和肘关节两个关节，因此本书将肱三头肌长头的拉伸技术放在"肩关节肌肉的拉伸技术"中进行介绍，而将肱三头肌外侧头和内侧头的拉伸技术放在本章中进行介绍。

1. 被拉伸者的体位

被拉伸者呈仰卧位，右侧手臂稍微外展，右侧肘关节屈曲约90°。

2. 治疗师的体位

治疗师面向被拉伸者的面部，站在被拉伸者的右侧。

3. 拉伸技术

I. 被动拉伸

治疗师用左手握住被拉伸者右侧腕关节正上方的前臂背侧，用右手固定被拉伸者右侧肩关节正下方的上臂（该拉伸技术的起始体位见图3.1.2）。

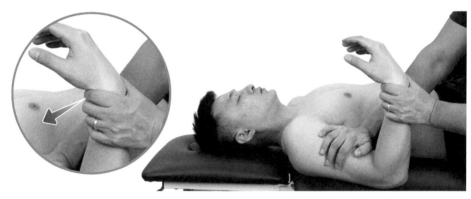

图3.1.2　肱三头肌外侧头和内侧头被动拉伸的起始体位

治疗师逐渐使被拉伸者的右侧肘关节屈曲至最大限度，其用力方向如图3.1.2中的箭头所示。在活动范围末端维持被拉伸者右侧肘关节被动屈曲30~60秒。治疗师使用上述被动拉伸技术再进行2~3次被动拉伸，逐渐扩大被拉伸者右侧肘关节的被动屈曲范围，直到该范围无法再扩大（该拉伸技术的结束体位见图3.1.3）。

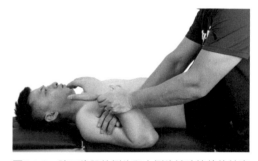

图3.1.3　肱三头肌外侧头和内侧头被动拉伸的结束体位

II. PNF拉伸

a. 等长收缩－放松技术

治疗师用左手抵住被拉伸者右侧腕关节正上方的前臂背侧。被拉伸者维持右侧肘关节的角度不变，对抗治疗师左手施加的力（治疗师的用力方向如图3.1.4中的箭头所示），等长伸肘6秒（该拉伸技术的起始体位见图3.1.4）。

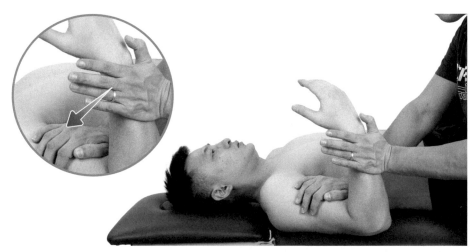

图3.1.4　肱三头肌外侧头和内侧头等长收缩－放松技术的起始体位

随后被拉伸者放松并深呼吸，在其呼气时，治疗师采用被动拉伸技术尝试进一步扩大其右侧肘关节的被动屈曲范围（该拉伸技术的结束体位见图3.1.5）。

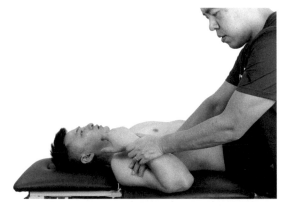

图3.1.5　肱三头肌外侧头和内侧头等长收缩－放松技术的结束体位

b. 交互抑制技术

治疗师用左手握住被拉伸者右侧腕关节正上方的前臂腹侧。被拉伸者维持右侧肘关节的角度不变，对抗治疗师左手施加的力（治疗师的用力方向如图3.1.6中的箭头所示），等长屈肘6秒（该拉伸技术的起始体位见图3.1.6）。

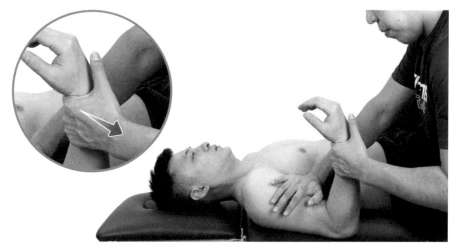

图3.1.6　肱三头肌外侧头和内侧头交互抑制技术的起始体位

随后被拉伸者放松并深呼吸，在其呼气时，治疗师采用被动拉伸技术尝试进一步扩大其右侧肘关节的被动屈曲范围（该拉伸技术的结束体位见图3.1.7）。

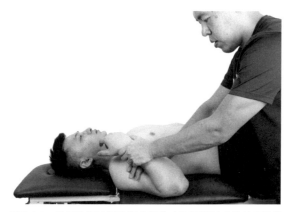

图3.1.7　肱三头肌外侧头和内侧头交互抑制技术的结束体位

第二节　肱肌

一、肱肌的位置

肱肌（见图3.2.1）是上臂肌群深层的屈肌。

二、肱肌的解剖结构

肱肌起自肱骨前面的下半部，止于尺骨粗隆。

三、肱肌的功能

肘关节屈曲。

四、肱肌的拉伸技术（以右侧为例）

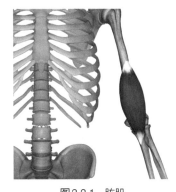

图3.2.1　肱肌

1. 被拉伸者的体位

被拉伸者呈仰卧位，右侧肩关节屈曲约90°，
右侧肘关节屈曲约90°，右侧前臂旋后至最大限度。

2. 治疗师的体位

治疗师面向被拉伸者的面部，站在被拉伸者的右侧。

3. 拉伸技术

I. 被动拉伸

治疗师用右手握住被拉伸者右侧腕关节正上方的前臂背侧，用左手固定其右
侧肘关节正上方的上臂背侧（该拉伸技术的起始体位见图3.2.2）。

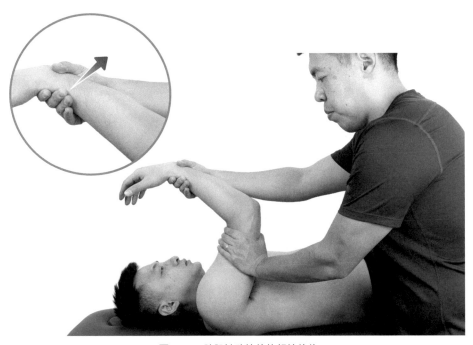

图3.2.2　肱肌被动拉伸的起始体位

治疗师逐渐使被拉伸者的右侧肘关节伸展至最大限度，其用力方向如图3.2.2中的箭头所示。在活动范围末端维持被拉伸者右侧肘关节被动伸展30~60秒。治疗师使用上述被动拉伸技术再进行2~3次被动拉伸，逐渐扩大被拉伸者右侧肘关节的被动伸展范围，直到该范围无法再扩大（该拉伸技术的结束体位见图3.2.3）。

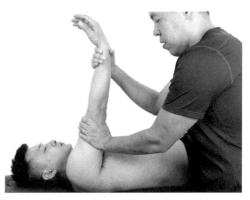

图3.2.3　肱肌被动拉伸的结束体位

II. PNF拉伸

a. 等长收缩－放松技术

治疗师握法不变。被拉伸者维持右侧肘关节的角度不变，对抗治疗师右手施加的力（治疗师的用力方向如图3.2.4中的箭头所示），等长屈肘6秒（该拉伸技术的起始体位见图3.2.4）。

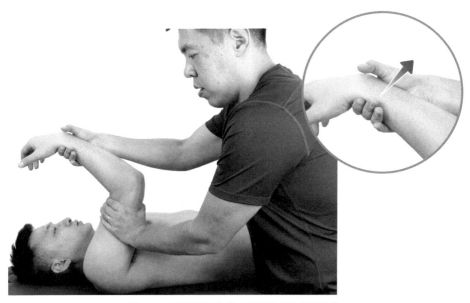

图3.2.4　肱肌等长收缩－放松技术的起始体位

随后被拉伸者放松并深呼吸，在其呼气时，治疗师采用被动拉伸技术尝试进一步扩大其右侧肘关节的被动伸展范围（该拉伸技术的结束体位见图3.2.5）。

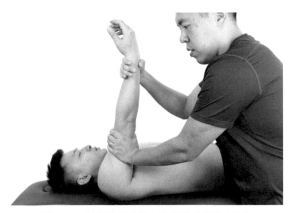

图3.2.5　肱肌等长收缩－放松技术的结束体位

b. 交互抑制技术

　　治疗师用右手手掌抵住被拉伸者右侧腕关节正上方的前臂背侧。被拉伸者维持右侧肘关节的角度不变，对抗治疗师右手施加的力（治疗师的用力方向如图3.2.6中的箭头所示），等长伸肘6秒（该拉伸技术的起始体位见图3.2.6）。

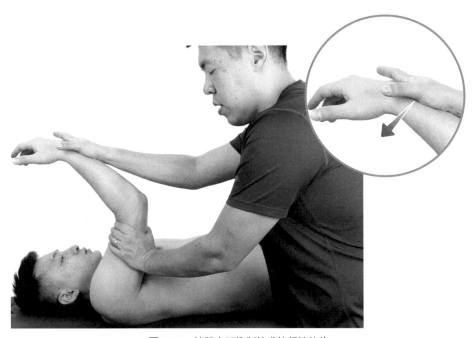

图3.2.6　肱肌交互抑制技术的起始体位

　　随后被拉伸者放松并深呼吸，在其呼气时，治疗师采用被动拉伸技术尝试进一步扩大其右侧肘关节的被动伸展范围（该拉伸技术的结束体位见图3.2.7）。

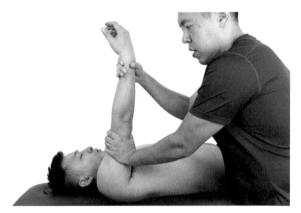

图3.2.7 肱肌交互抑制技术的结束体位

第三节　肱桡肌

一、肱桡肌的位置

肱桡肌（见图3.3.1）位于前臂掌侧面的外侧部皮下，呈长扁形。

二、肱桡肌的解剖结构

肱桡肌起自肱骨外上髁上方，止于桡骨茎突。

三、肱桡肌的功能

肘关节屈曲。

使旋后的前臂旋前，并恢复中立位。

使旋前的前臂旋后，并恢复中立位。

四、肱桡肌的拉伸技术（以右侧为例）

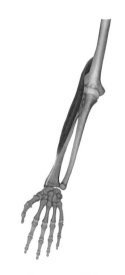

图3.3.1 肱桡肌

1. 被拉伸者的体位

被拉伸者呈仰卧位，右侧肩关节屈曲约90°并内旋至最大限度，右侧肘关节微屈，右侧前臂旋前至最大限度。

2. 治疗师的体位

治疗师面向被拉伸者的面部，侧身坐在被拉伸者的右侧。

3. 拉伸技术

I. 被动拉伸

治疗师用右手握住被拉伸者右侧腕关节正上方的前臂背侧，用左手固定被拉伸者右侧肘关节正上方的上臂外侧（该拉伸技术的起始体位见图3.3.2）。

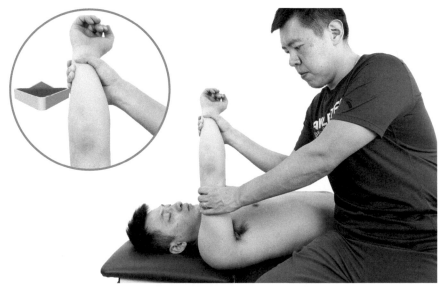

图3.3.2　肱桡肌被动拉伸的起始体位

治疗师逐渐使被拉伸者的右侧肘关节伸展至最大限度，其用力方向如图3.3.2中的箭头所示。在活动范围末端维持被拉伸者右侧肘关节被动伸展30~60秒。治疗师使用上述被动拉伸技术再进行2~3次被动拉伸，逐渐扩大被拉伸者右侧肘关节的被动伸展范围，直到该范围无法再扩大（该拉伸技术的结束体位见图3.3.3）。

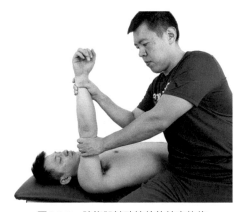

图3.3.3　肱桡肌被动拉伸的结束体位

II. PNF拉伸

a. 等长收缩 - 放松技术

治疗师握法不变。被拉伸者维持右侧肘关节的角度不变，对抗治疗师右手施加的力（治疗师的用力方向如图3.3.4中的箭头所示），等长屈肘6秒（该拉伸技术的起始体位见图3.3.4）。

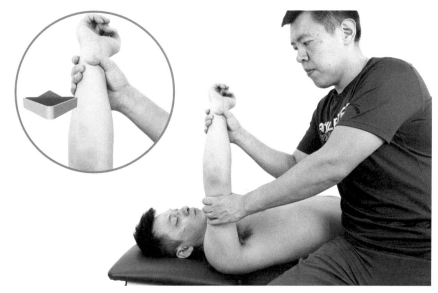

图3.3.4　肱桡肌等长收缩 - 放松技术的起始体位

随后被拉伸者放松并深呼吸，在其呼气时，治疗师采用被动拉伸技术尝试进一步扩大其右侧肘关节的被动伸展范围（该拉伸技术的结束体位见图3.3.5）。

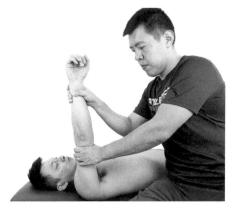

图3.3.5　肱桡肌等长收缩 - 放松技术的结束体位

b. 交互抑制技术

治疗师用右手手掌抵住被拉伸者右侧腕关节正上方的前臂。被拉伸者维持右侧肘关节的角度不变，对抗治疗师右手施加的力（治疗师的用力方向如图3.3.6中的箭头所示），等长伸肘6秒（该拉伸技术的起始体位见图3.3.6）。

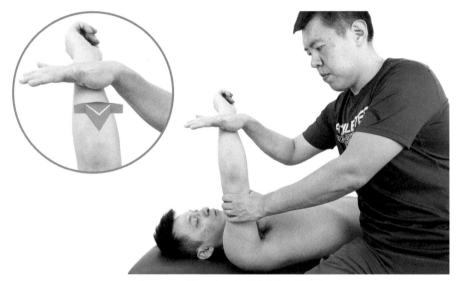

图3.3.6　肱桡肌交互抑制技术的起始体位

随后被拉伸者放松并深呼吸，在其呼气时，治疗师采用被动拉伸技术尝试进一步扩大其右侧肘关节的被动伸展范围（该拉伸技术的结束体位见图3.3.7）。

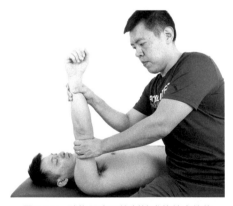

图3.3.7　肱桡肌交互抑制技术的结束体位

第四节　桡侧腕长伸肌

一、桡侧腕长伸肌的位置

桡侧腕长伸肌（见图3.4.1）位于前臂桡侧缘皮下，呈三棱锥形。

二、桡侧腕长伸肌的解剖结构

桡侧腕长伸肌起自肱骨外上髁，止于第二掌骨底。

三、桡侧腕长伸肌的功能

腕关节伸展。

腕关节桡偏。

协助肘关节屈曲。

轻微的前臂旋后。

图3.4.1 桡侧腕长伸肌

四、桡侧腕长伸肌的拉伸技术（以右侧为例）

1. 被拉伸者的体位

被拉伸者呈仰卧位，右侧肩关节屈曲并内旋至最大限度，右侧肘关节微屈，右侧前臂旋前至最大限度，右侧腕关节屈曲至最大限度，同时尺偏至最大限度。

2. 治疗师的体位

治疗师面向被拉伸者的面部，站在被拉伸者的右侧。

3. 拉伸技术

l. 被动拉伸

治疗师用右手握住被拉伸者右手手背，维持被拉伸者右侧腕关节的屈曲和尺偏角度，用左手固定被拉伸者右侧上臂外侧（该拉伸技术的起始体位见图3.4.2）。

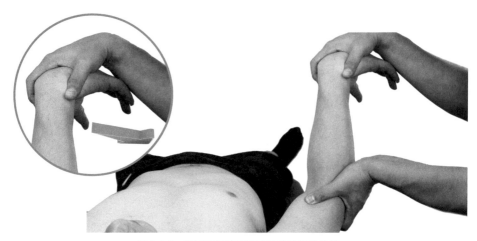

图3.4.2 桡侧腕长伸肌被动拉伸的起始体位

治疗师逐渐使被拉伸者的右侧肘关节伸展至最大限度，同时使右侧腕关节尺偏至最大限度，随后使其右侧腕关节屈曲至最大限度，治疗师的用力方向如图3.4.2中的箭头所示。在活动范围末端维持被拉伸者右侧腕关节被动屈曲30~60秒。治疗师使用上述被动拉伸技术再进行2~3次被动拉伸，逐渐扩大被拉伸者右侧腕关节的被动屈曲范围，直到该范围无法再扩大（该拉伸技术的结束体位见图3.4.3）。

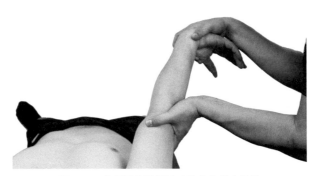

图3.4.3　桡侧腕长伸肌被动拉伸的结束体位

II. PNF拉伸

a. 等长收缩－放松技术

治疗师用右手抵住被拉伸者的右手手背。被拉伸者维持右侧腕关节屈曲及尺偏的角度不变，对抗治疗师右手施加的力（治疗师的用力方向如图3.4.4中的箭头所示），等长伸腕6秒（该拉伸技术的起始体位见图3.4.4）。

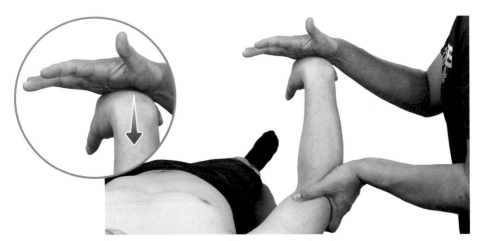

图3.4.4　桡侧腕长伸肌等长收缩－放松技术的起始体位

随后被拉伸者放松并深呼吸，在其呼气时，治疗师采用被动拉伸技术尝试进一步扩大其右侧腕关节的被动屈曲范围（该拉伸技术的结束体位见图3.4.5）。

b. 交互抑制技术

治疗师用右手握住被拉伸者的右手手掌。被拉伸者维持右侧腕关节屈曲及尺偏的角度不变，对抗治疗师右手施加的力（治疗师的用力方向如图3.4.6中的箭头所示），等长屈腕6秒（该拉伸技术的起始体位见图3.4.6）。

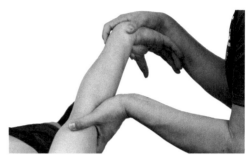

图3.4.5　桡侧腕长伸肌等长收缩－放松技术的结束体位

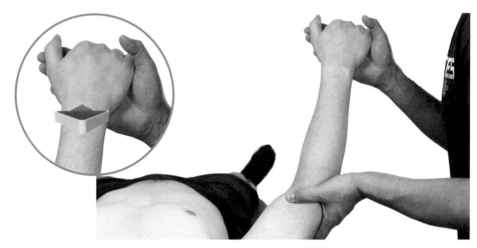

图3.4.6　桡侧腕长伸肌交互抑制技术的起始体位

随后被拉伸者放松并深呼吸，在其呼气时，治疗师采用被动拉伸技术尝试进一步扩大其右侧腕关节的被动屈曲范围（该拉伸技术的结束体位见图3.4.7）。

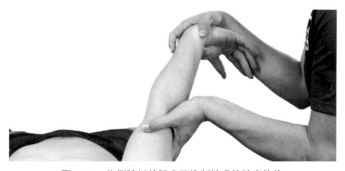

图3.4.7　桡侧腕长伸肌交互抑制技术的结束体位

第五节　桡侧腕短伸肌

一、桡侧腕短伸肌的位置

桡侧腕短伸肌（见图3.5.1）位于桡侧腕长伸肌的内侧，呈长纺锤形。

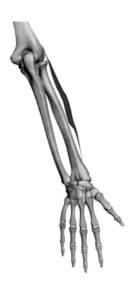

图3.5.1　桡侧腕短伸肌

二、桡侧腕短伸肌的解剖结构

桡侧腕短伸肌起自肱骨外上髁，止于第三掌骨底。

三、桡侧腕短伸肌的功能

腕关节伸展。

腕关节桡偏。

协助肘关节屈曲。

四、桡侧腕短伸肌的拉伸技术（以右侧为例）

1. 被拉伸者的体位

被拉伸者呈仰卧位，右侧肩关节屈曲并内旋至最大限度，右侧前臂呈中立位（区别于桡侧腕长伸肌的拉伸体位），右侧腕关节屈曲至最大限度，同时尺偏至最大限度。

2. 治疗师的体位

治疗师面向被拉伸者的面部，站在被拉伸者的右侧。

3. 拉伸技术

I. 被动拉伸

治疗师用右手握住被拉伸者右手手背，维持被拉伸者右侧腕关节的屈曲和尺偏角度，用左手固定被拉伸者其右侧肘关节正上方的上臂外侧（该拉伸技术的起始体位见图3.5.2）。

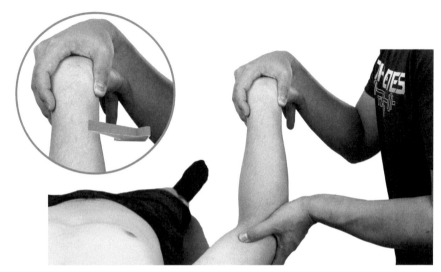

图3.5.2　桡侧腕短伸肌被动拉伸的起始体位

治疗师逐渐使被拉伸者的右侧肘关节伸展至最大限度，同时使右侧腕关节尺偏至最大限度，随后使其右侧腕关节屈曲至最大限度，治疗师的用力方向如图3.5.2中的箭头所示。在活动范围末端维持被拉伸者右侧腕关节被动屈曲30~60秒。治疗师使用上述被动拉伸技术再进行2~3次被动拉伸，逐渐扩大被拉伸者右侧腕关节的被动屈曲范围，直到该范围无法再扩大（该拉伸技术的结束体位见图3.5.3）。

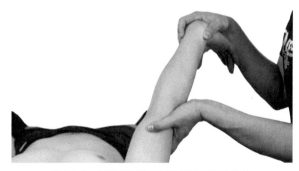

图3.5.3　桡侧腕短伸肌被动拉伸的结束体位

II. PNF拉伸

a. 等长收缩 – 放松技术

治疗师用右手抵住被拉伸者的右手手背。被拉伸者维持右侧腕关节屈曲及尺偏的角度不变，对抗治疗师右手施加的力（治疗师的用力方向如图3.5.4中的箭头所示），等长伸腕6秒（该拉伸技术的起始体位见图3.5.4）。

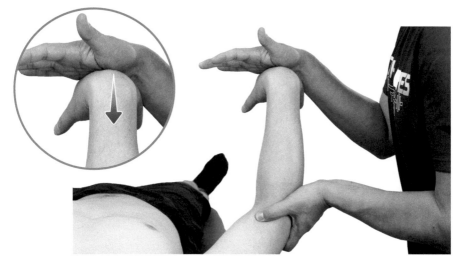

图3.5.4 桡侧腕短伸肌等长收缩 – 放松技术的起始体位

随后被拉伸者放松并深呼吸，在其呼气时，治疗师采用被动拉伸技术尝试进一步扩大其右侧腕关节的被动屈曲范围（该拉伸技术的结束体位见图3.5.5）。

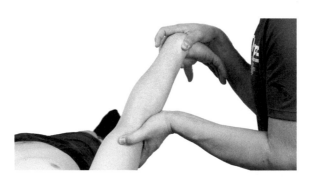

图3.5.5 桡侧腕短伸肌等长收缩 – 放松技术的结束体位

b. 交互抑制技术

治疗师用右手握住被拉伸者的右手手掌。被拉伸者维持右侧腕关节屈曲及尺偏的角度不变，对抗治疗师右手施加的力（治疗师的用力方向如图3.5.6中的箭头所示），等长屈腕6秒（该拉伸技术的起始体位见图3.5.6）。

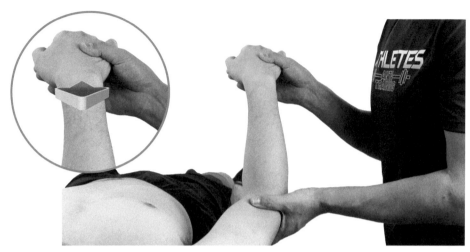

图3.5.6　桡侧腕短伸肌交互抑制技术的起始体位

随后被拉伸者放松并深呼吸，在其呼气时，治疗师采用被动拉伸技术尝试进一步扩大其右侧腕关节的被动屈曲范围（该拉伸技术的结束体位见图3.5.7）。

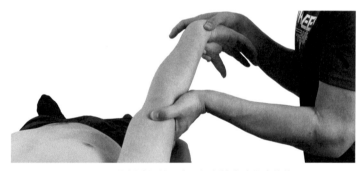

图3.5.7　桡侧腕短伸肌交互抑制技术的结束体位

第六节　尺侧腕伸肌

一、尺侧腕伸肌的位置

尺侧腕伸肌（见图3.6.1）位于前臂伸肌群的最内侧，呈长梭形。

二、尺侧腕伸肌的解剖结构

尺侧腕伸肌起自肱骨外上髁和尺骨后缘中部1/3，止于第五掌骨底。

三、尺侧腕伸肌的功能

腕关节伸展。

腕关节尺偏。

轻微的肘关节伸展。

四、尺侧腕伸肌的拉伸技术（以右侧为例）

1. 被拉伸者的体位

被拉伸者呈仰卧位，右侧肩关节屈曲并内旋至最大限度，右侧肘关节微屈，右侧前臂旋前至最大限度，右侧腕关节屈曲至最大限度，同时桡偏至最大限度。

2. 治疗师的体位

治疗师面向被拉伸者的面部，站在被拉伸者的右侧。

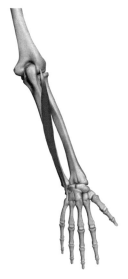

图3.6.1　尺侧腕伸肌

3. 拉伸技术

I. 被动拉伸

治疗师用右手握住被拉伸者右侧腕关节和右手手背，用左手固定被拉伸者右侧肘关节正上方的上臂外侧（该拉伸技术的起始体位见图3.6.2）。

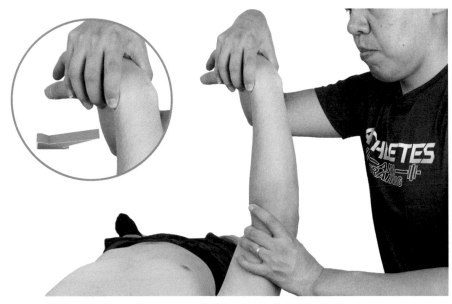

图3.6.2　尺侧腕伸肌被动拉伸的起始体位

治疗师使被拉伸者的右侧腕关节桡偏至最大限度，随后使其右侧腕关节屈曲至最大限度，治疗师的用力方向如图3.6.2中的箭头所示。在活动范围末端维持被拉伸者右侧腕关节被动屈曲30~60秒。治疗师使用上述被动拉伸技术再进行2~3次被动拉伸，逐渐扩大被拉伸者右侧腕关节的被动屈曲范围，直到该范围无法再扩大（该拉伸技术的结束体位见图3.6.3）。

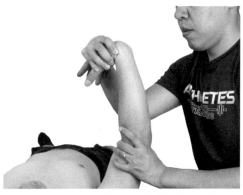

图3.6.3　尺侧腕伸肌被动拉伸的结束体位

II. PNF拉伸

a. 等长收缩－放松技术

治疗师用右手抵住被拉伸者的右手手背。被拉伸者维持右侧腕关节屈曲及尺偏的角度不变，对抗治疗师右手施加的力（治疗师的用力方向如图3.6.4中的箭头所示），等长伸腕6秒（该拉伸技术的起始体位见图3.6.4）。

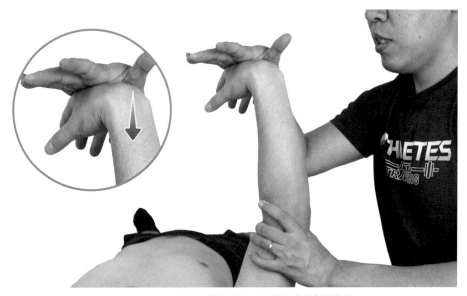

图3.6.4　尺侧腕伸肌等长收缩－放松技术的起始体位

随后被拉伸者放松并深呼吸，在其呼气时，治疗师采用被动拉伸技术尝试进一步扩大其右侧腕关节的被动屈曲范围（该拉伸技术的结束体位见图3.6.5）。

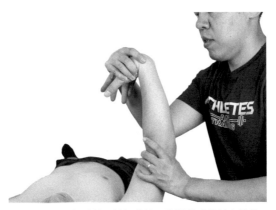

图3.6.5　尺侧腕伸肌等长收缩－放松技术的结束体位

b. 交互抑制技术

治疗师用右手握住被拉伸者的右手手掌。被拉伸者维持右侧腕关节屈曲及尺偏的角度不变，对抗治疗师右手施加的力（治疗师的用力方向如图3.6.6中的箭头所示），等长屈腕6秒（该拉伸技术的起始体位见图3.6.6）。

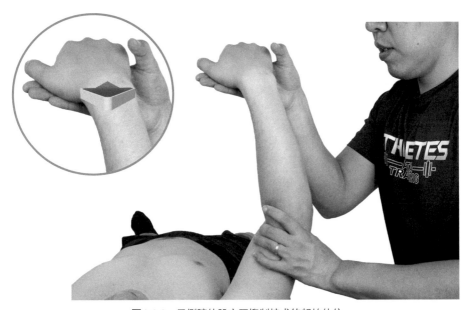

图3.6.6　尺侧腕伸肌交互抑制技术的起始体位

随后被拉伸者放松并深呼吸，在其呼气时，治疗师采用被动拉伸技术尝试进一步扩大其右侧腕关节的被动屈曲范围（该拉伸技术的结束体位见图3.6.7）。

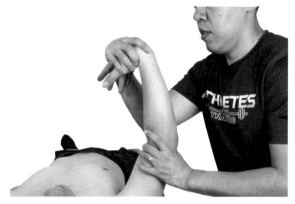

图3.6.7　尺侧腕伸肌交互抑制技术的结束体位

第七节　指伸肌

一、指伸肌的位置

指伸肌（见图3.7.1）是前臂伸肌群中最靠近中心的一块，位于桡侧腕短伸肌和尺侧腕伸肌之间。

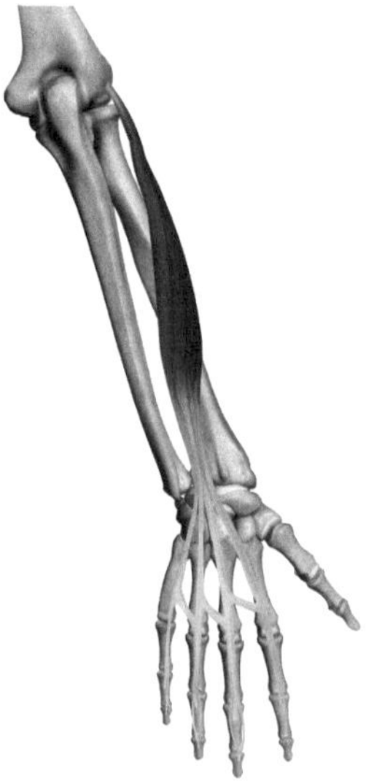

二、指伸肌的解剖结构

指伸肌起自肱骨外上髁，止于第二～五指中节和远节指骨底。

三、指伸肌的功能

在掌指关节、近端及远端指间关节处伸展第二～五指。

腕关节伸展。

轻微的肘关节伸展。

图3.7.1　指伸肌

四、指伸肌的拉伸技术（以右侧为例）

1. 被拉伸者的体位

被拉伸者呈仰卧位，右侧肩关节屈曲并内旋至最大限度，右侧前臂呈中立位，右侧肘关节略屈曲，右侧腕关节屈曲至最大限度，右手掌指关节及指间关节屈曲至最大限度。

2. 治疗师的体位

治疗师面向被拉伸者的面部，站在被拉伸者的右侧。

3. 拉伸技术

I. 被动拉伸

治疗师用右手握住被拉伸者的右手掌指关节及指间关节，维持其最大屈曲限度，用左手固定其右侧肘关节正上方的上臂外侧（该拉伸技术的起始体位见图3.7.2）。

治疗师逐渐使被拉伸者的右侧腕关节屈曲至最大限度，其用力方向如图3.7.2中的箭头所示。在活动范围末端维持被拉伸者右侧腕关节被动屈曲30~60秒。治疗师使用上述被动拉伸技术再进行2~3次被动拉伸，逐渐扩大被拉伸者右侧腕关节的被动屈曲范围，直到该范围无法再扩大（该拉伸技术的结束体位见图3.7.3）。

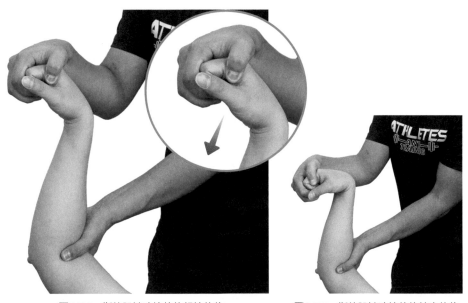

图3.7.2　指伸肌被动拉伸的起始体位　　　　图3.7.3　指伸肌被动拉伸的结束体位

II. PNF拉伸

a. 等长收缩－放松技术

治疗师用右手抵住被拉伸者的右手掌指关节、指间关节及手背。被拉伸者维持右侧腕关节、掌指关节及指间关节的角度不变，对抗治疗师右手施加的力（治疗师的用力方向如图3.7.4中的箭头所示），等长伸腕、伸指6秒（该拉伸技术的起始体位见图3.7.4）。

随后被拉伸者放松并深呼吸，在其呼气时，治疗师采用被动拉伸技术尝试进一步扩大其右侧腕关节的被动屈曲范围（该拉伸技术的结束体位见图3.7.5）。

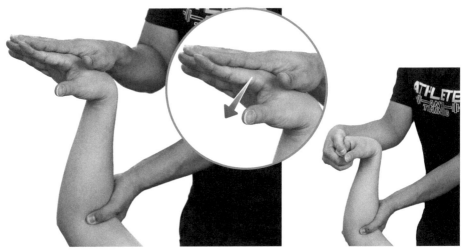

图3.7.4　指伸肌等长收缩－放松技术的起始体位

图3.7.5　指伸肌等长收缩－
放松技术的结束体位

b. 交互抑制技术

治疗师将右手示指及中指置于被拉伸者的右手掌心。被拉伸者用力握拳6秒（该拉伸技术的起始体位见图3.7.6）。

随后被拉伸者放松并深呼吸，在其呼气时，治疗师采用被动拉伸技术尝试进一步扩大其右侧腕关节的被动屈曲范围（该拉伸技术的结束体位见图3.7.7）。

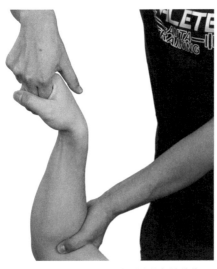

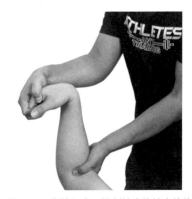

图3.7.6　指伸肌交互抑制技术的起始体位

图3.7.7　指伸肌交互抑制技术的结束体位

第八节 示指伸肌

一、示指伸肌的位置

示指伸肌（见图3.8.1）是前臂伸肌群中的一块，它可以使示指独立于其他几根手指伸展。

二、示指伸肌的解剖结构

示指伸肌起自尺骨骨干后面及骨间膜，止于示指的指背腱膜。

三、示指伸肌的功能

在掌指关节和指间关节处伸展示指。

腕关节伸展。

协助内收示指。

轻微的前臂旋后。

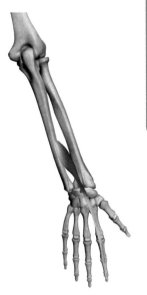

图3.8.1 示指伸肌

四、示指伸肌的拉伸技术（以右侧为例）

1. 被拉伸者的体位

被拉伸者呈仰卧位，右侧肩关节屈曲并内旋至最大限度，右侧腕关节屈曲至最大限度。右手示指的所有关节屈曲至最大限度。示指的掌指关节略外展。

2. 治疗师的体位

治疗师面向被拉伸者的面部，站在被拉伸者的右侧。

3. 拉伸技术

I. 被动拉伸

治疗师用右手握住被拉伸者右手示指的背侧，维持其所有关节的最大屈曲限度，用左手固定被拉伸者右侧腕关节正上方的前臂背侧（该拉伸技术的起始体位见图3.8.2）。

治疗师逐渐使被拉伸者的右侧腕关节屈曲至最大限度，治疗师的用力方向如图3.8.2中的箭头所示。在活动范围末端维持被拉伸者右侧腕关节被动屈曲末端范围30~60秒。治疗师使用上述被动拉伸技术再进行2~3次被动拉伸，逐渐扩大被拉伸者右侧腕关节的被动屈曲范围，直到该范围无法再扩大（该拉伸技术的结束体位见图3.8.3）。

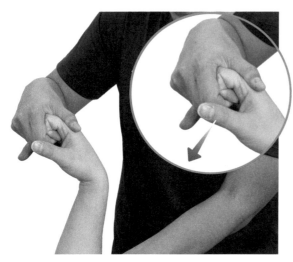
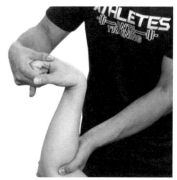

图3.8.2　示指伸肌被动拉伸的起始体位　　　　图3.8.3　示指伸肌被动拉伸的结束体位

II. PNF拉伸

a. 等长收缩 – 放松技术

治疗师用右手示指抵住被拉伸者右手示指的背侧。被拉伸者维持右侧腕关节的角度不变，对抗治疗师右手示指施加的力（治疗师的用力方向如图3.8.4中的箭头所示），使右手示指的各个关节等长伸展6秒（该拉伸技术的起始体位见图3.8.4）。

随后被拉伸者放松并深呼吸，在其呼气时，治疗师采用被动拉伸技术尝试进一步扩大其右侧腕关节的被动屈曲范围（该拉伸技术的结束体位见图3.8.5）。

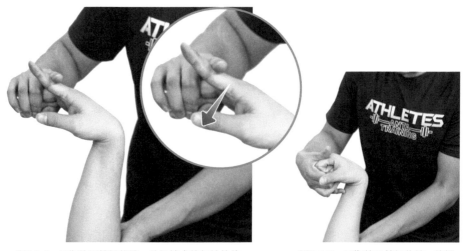

图3.8.4　示指伸肌等长收缩 – 放松技术的起始体位　　　　图3.8.5　示指伸肌等长收缩 – 放松技术的结束体位

b. 交互抑制技术

治疗师用右手示指抵住被拉伸者右手示指的掌侧。被拉伸者维持右侧腕关节的角度不变，对抗治疗师右手示指施加的力（治疗师的用力方向如图3.8.6中的箭头所示），使右手示指的各个关节等长屈曲6秒（该拉伸技术的起始体位见图3.8.6）。

随后被拉伸者放松并深呼吸，在其呼气时，治疗师采用被动拉伸技术尝试进一步扩大其右侧腕关节的被动屈曲范围（该拉伸技术的结束体位见图3.8.7）。

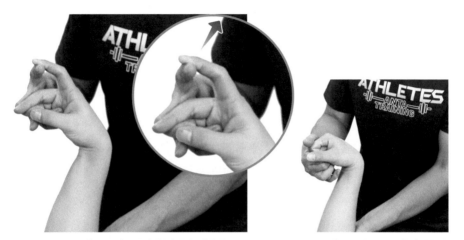

图3.8.6　示指伸肌交互抑制技术的起始体位　　　图3.8.7　示指伸肌交互抑制技术的结束体位

第九节　小指伸肌

一、小指伸肌的位置

小指伸肌（见图3.9.1）是位于指伸肌和尺侧腕伸肌之间的前臂浅层伸肌群中的一块，它可以使小指独立于其他几根手指伸展。

二、小指伸肌的解剖结构

小指伸肌起自肱骨外上髁，止于小指中节和远节指骨底。

三、小指伸肌的功能

在掌指关节和指间关节处伸展小指。

腕关节伸展。

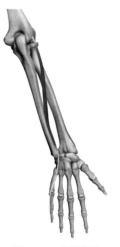

图3.9.1　小指伸肌

协助外展小指。

轻微的肘关节伸展。

四、小指伸肌的拉伸技术（以右侧为例）

1. 被拉伸者的体位

被拉伸者呈仰卧位，右侧肩关节屈曲并内旋至最大限度，右侧肘关节略屈曲，右侧腕关节屈曲至最大限度，右手小指的所有关节屈曲至最大限度，小指指间关节略内收。

2. 治疗师的体位

治疗师面向被拉伸者的面部，站在被拉伸者的右侧。

3. 拉伸技术

I. 被动拉伸

治疗师用左手握住被拉伸者右手小指的背侧，维持其所有关节的最大屈曲限度，用右手固定被拉伸者右侧前臂（该拉伸技术的起始体位见图3.9.2）。

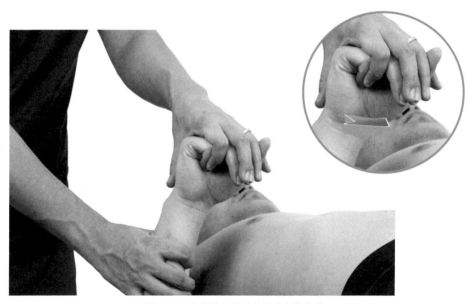

图3.9.2　小指伸肌被动拉伸的起始体位

治疗师逐渐使被拉伸者的右侧腕关节屈曲至最大限度，治疗师的用力方向如图3.9.2中的箭头所示。在活动范围末端维持被拉伸者右侧腕关节被动屈曲30~60秒。治疗师使用上述被动拉伸技术再进行2~3次被动拉伸，逐渐扩大被拉伸者右侧腕关节的被动屈曲范围，直到该范围无法再扩大（该拉伸技术的结束体位见图3.9.3）。

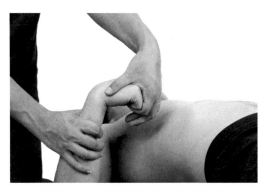

图3.9.3　小指伸肌被动拉伸的结束体位

II. PNF拉伸

a. 等长收缩–放松技术

治疗师用左手示指抵住被拉伸者右手小指的背侧。被拉伸者维持右侧腕关节的角度不变，对抗治疗师左手示指施加的力（治疗师的用力方向如图3.9.4中的箭头所示），使右手小指的各个关节等长伸展6秒（该拉伸技术的起始体位见图3.9.4）。

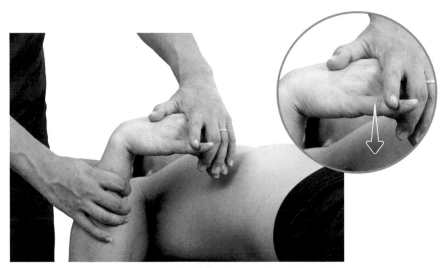

图3.9.4　小指伸肌等长收缩–放松技术的起始体位

随后被拉伸者放松并深呼吸，在其呼气时，治疗师采用被动拉伸技术尝试进一步扩大其右侧腕关节的被动屈曲范围（该拉伸技术的结束体位见图3.9.5）。

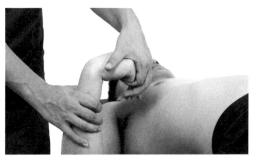

图3.9.5　小指伸肌等长收缩－放松技术的结束体位

b. 交互抑制技术

　　治疗师用左手示指抵住被拉伸者右手小指的掌侧。被拉伸者维持右侧腕关节的角度不变，对抗治疗师左手示指施加的力（治疗师的用力方向如图3.9.6中的箭头所示），使右手小指的各个关节等长屈曲6秒（该拉伸技术的起始体位见图3.9.6）。

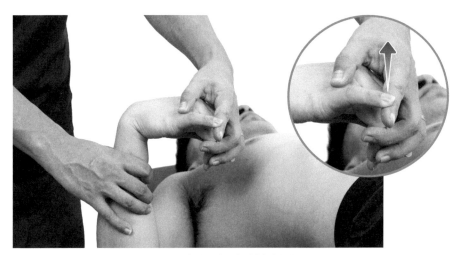

图3.9.6　小指伸肌交互抑制技术的起始体位

　　随后被拉伸者放松并深呼吸，在其呼气时，治疗师采用被动拉伸技术尝试进一步扩大其右侧腕关节的被动屈曲范围（该拉伸技术的结束体位见图3.9.7）。

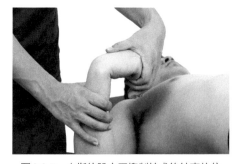

图3.9.7　小指伸肌交互抑制技术的结束体位

第十节　旋后肌

一、旋后肌的位置

旋后肌（见图3.10.1）位于肱骨外上髁前臂伸肌群的深层。

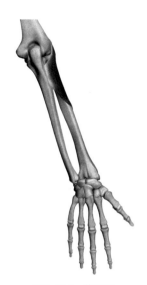

图3.10.1　旋后肌

二、旋后肌的解剖结构

旋后肌起自肱骨外上髁和尺骨背面上部，止于桡骨近端1/3的前面、后面和外侧面。

三、旋后肌的功能

前臂旋后。

轻微的肘关节伸展。

四、旋后肌的拉伸技术（以右侧为例）

1. 被拉伸者的体位

被拉伸者呈仰卧位，右侧肩关节屈曲约90°并内旋至最大限度，右侧肘关节略屈曲，右侧前臂旋前至最大限度。

2. 治疗师的体位

治疗师面向被拉伸者的面部，站在被拉伸者的右侧。

3. 拉伸技术

I. 被动拉伸

治疗师用右手握住被拉伸者右侧腕关节正上方的前臂屈侧，用左手固定其右侧肘关节正上方的上臂背侧（该拉伸技术的起始体位见图3.10.2）。

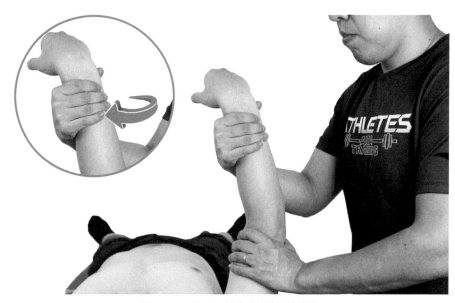

图3.10.2　旋后肌被动拉伸的起始体位

治疗师逐渐使被拉伸者的右侧前臂旋前至最大限度，治疗师的用力方向如图3.10.2中的箭头所示。在活动范围末端维持被拉伸者右侧前臂被动旋前30~60秒。治疗师使用上述被动拉伸技术再进行2~3次被动拉伸，逐渐扩大被拉伸者右侧前臂的被动旋前范围，直到该范围无法再扩大（该拉伸技术的结束体位见图3.10.3）。

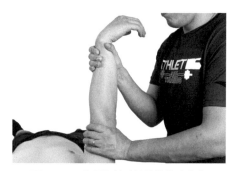

图3.10.3　旋后肌被动拉伸的结束体位

II. PNF拉伸

a. 等长收缩－放松技术

治疗师握法不变。被拉伸者维持右侧前臂的角度不变，对抗治疗师右手施加的力（治疗师的用力方向如图3.10.4中的箭头所示），使右侧前臂等长旋后6秒

（该拉伸技术的起始体位见图3.10.4）。

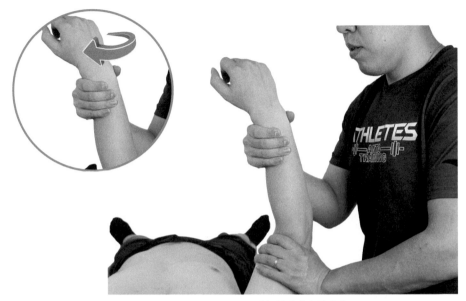

图3.10.4　旋后肌等长收缩 – 放松技术的起始体位

随后被拉伸者放松并深呼吸，在其呼气时，治疗师采用被动拉伸技术尝试进一步扩大其右侧前臂的被动旋前范围（该拉伸技术的结束体位见图3.10.5）。

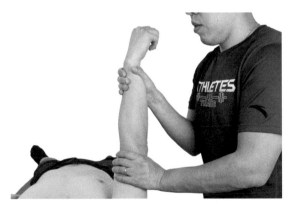

图3.10.5　旋后肌等长收缩 – 放松技术的结束体位

b. 交互抑制技术

治疗师握法不变。被拉伸者维持右侧前臂的角度不变，对抗治疗师右手施加的力（治疗师的用力方向如图3.10.6中的箭头所示），使右侧前臂等长旋前6秒（该拉伸技术的起始体位见图3.10.6）。

121

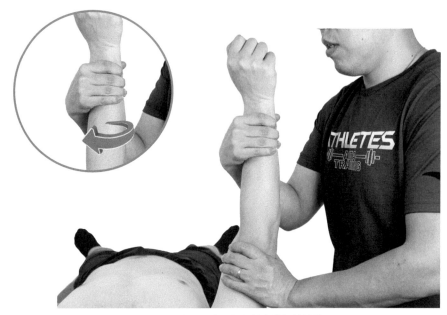

图3.10.6　旋后肌交互抑制技术的起始体位

随后被拉伸者放松并深呼吸，在其呼气时，治疗师采用被动拉伸技术尝试进一步扩大其右侧前臂的被动旋前范围（该拉伸技术的结束体位见图3.10.7）。

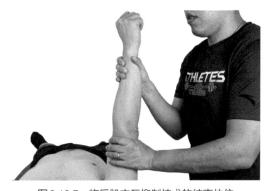

图3.10.7　旋后肌交互抑制技术的结束体位

第十一节　尺侧腕屈肌

一、尺侧腕屈肌的位置

尺侧腕屈肌（见图3.11.1）是3块表浅腕屈肌中位于最内侧的一块，呈长梭形。

二、尺侧腕屈肌的解剖结构

尺侧腕屈肌起自肱骨内上髁、前臂筋膜和尺骨鹰嘴，止于豌豆骨、钩骨和第五掌骨底。

三、尺侧腕屈肌的功能

腕关节屈曲。

腕关节尺偏。

轻微的肘关节屈曲。

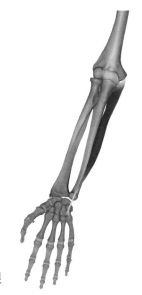

图3.11.1 尺侧腕屈肌

四、尺侧腕屈肌的拉伸技术（以右侧为例）

1. 被拉伸者的体位

被拉伸者呈仰卧位，右侧肩关节屈曲并外旋至最大限度，右侧肘关节微屈，右侧前臂旋后至最大限度，右侧腕关节伸展至最大限度，同时桡偏至最大限度。

2. 治疗师的体位

治疗师面向被拉伸者的面部，站在被拉伸者的右侧。

3. 拉伸技术

I. 被动拉伸

治疗师用右手握住被拉伸者右手手掌的近端及手指，用左手固定其右侧肘关节的背侧（该拉伸技术的起始体位见图3.11.2）。

治疗师逐渐使被拉伸者的右侧肘关节伸展至最大限度，并将其右侧腕关节桡偏至最大限度，随后使被拉伸者的右侧腕关节伸展至最大限度，治疗师的用力方向如图3.11.2中的箭头所示。在活动范围末端维持被拉伸者右侧腕关节被动伸展30~60秒。治疗师使用上述被动拉伸技术再进行

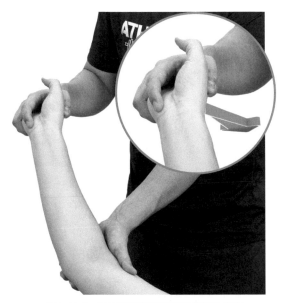

图3.11.2 尺侧腕屈肌被动拉伸的起始体位

123

2~3次被动拉伸，逐渐扩大被拉伸者右侧腕关节的被动伸展范围，直到该范围无法再扩大（该拉伸技术的结束体位见图3.11.3）。

Ⅱ. PNF拉伸

a. 等长收缩－放松技术

治疗师用右手抵住被拉伸者的右手手掌。被拉伸者维持右侧腕关节的角度不变，对抗治疗师右手施加的力（治疗师的用力方向如图3.11.4中的箭头所示），等长屈腕6秒（该拉伸技术的起始体位见图3.11.4）。

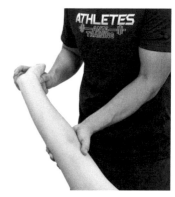

图3.11.3　尺侧腕屈肌被动拉伸的结束体位

随后被拉伸者放松并深呼吸，在其呼气时，治疗师采用被动拉伸技术尝试进一步扩大其右侧腕关节的被动伸展范围（该拉伸技术的结束体位见图3.11.5）。

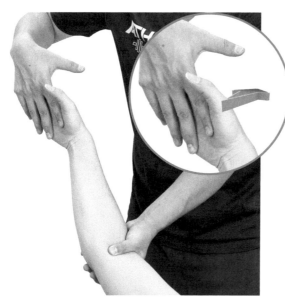

图3.11.4　尺侧腕屈肌等长收缩－放松技术的起始体位

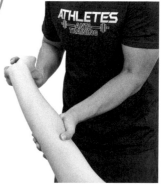

图3.11.5　尺侧腕屈肌等长收缩－放松技术的结束体位

b. 交互抑制技术

治疗师用右手抵住被拉伸者的右手手背。被拉伸者维持右侧腕关节的角度不变，对抗治疗师右手施加的力（治疗师的用力方向如图3.11.6中的箭头所示），等长伸腕6秒（该拉伸技术的起始体位见图3.11.6）。

随后被拉伸者放松并深呼吸，在其呼气时，治疗师采用被动拉伸技术尝试进一步扩大其右侧腕关节的被动伸展范围（该拉伸技术的结束体位见图3.11.7）。

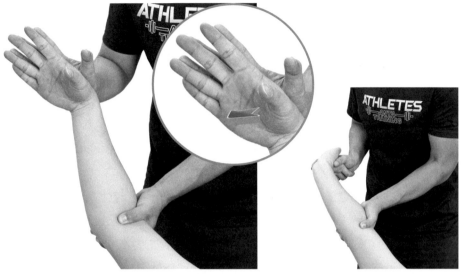

图3.11.6　尺侧腕屈肌交互抑制技术的起始体位

图3.11.7　尺侧腕屈肌交互抑制技术的结束体位

第十二节　桡侧腕屈肌

一、桡侧腕屈肌的位置

桡侧腕屈肌（见图3.12.1）是3块表浅腕屈肌中位于最外侧的一块，呈长梭形。

二、桡侧腕屈肌的解剖结构

桡侧腕屈肌起自肱骨内上髁，止于第二掌骨底。

三、桡侧腕屈肌的功能

腕关节屈曲。

腕关节桡偏。

轻微的肘关节屈曲。

轻微的前臂旋前。

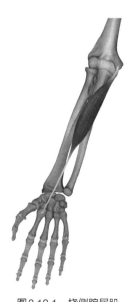

图3.12.1　桡侧腕屈肌

四、桡侧腕屈肌的拉伸技术（以右侧为例）

1. 被拉伸者的体位

被拉伸者呈仰卧位，右侧肩关节屈曲并外旋至最大限度，右侧肘关节微屈，右侧前臂旋后至最大限度，右侧腕关节伸展至最大限度，同时尺偏至最大限度。

2. 治疗师的体位

治疗师面向被拉伸者的面部，站在被拉伸者的右侧。

3. 拉伸技术

I. 被动拉伸

治疗师用右手握住被拉伸者右手手掌的近端及手指，用左手固定其右侧肘关节背侧（该拉伸技术的起始体位见图3.12.2）。

治疗师逐渐使被拉伸者的右侧肘关节伸展至最大限度，并使被拉伸者的右侧腕关节尺偏至最大限度，随后使被拉伸者的右侧腕关节伸展至最大限度，治疗师的用力方向如图3.12.2中的箭头所示。维持被拉伸者右侧腕关节被动伸展末端范围30~60秒。治疗师使用上述被动拉伸技术再进行2~3次被动拉伸，逐渐扩大被拉伸者右侧腕关节的被动伸展范围，直到该范围无法再扩大（该拉伸技术的结束体位见图3.12.3）。

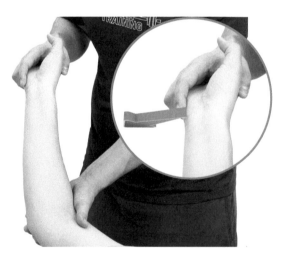 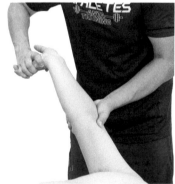

图3.12.2　桡侧腕屈肌被动拉伸的起始体位　　　图3.12.3　桡侧腕屈肌被动拉伸的结束体位

II. PNF拉伸

a. 等长收缩－放松技术

治疗师用右手抵住被拉伸者的右手手掌。被拉伸者维持右侧腕关节的角度不变，对抗治疗师右手施加的力（治疗师的用力方向如图3.12.4中的箭头所示），等长屈腕6秒（该拉伸技术的起始体位见图3.12.4）。

随后被拉伸者放松并深呼吸，在其呼气时，治疗师采用被动拉伸技术尝试进一步扩大其右侧腕关节的被动伸展范围（该拉伸技术的结束体位见图3.12.5）。

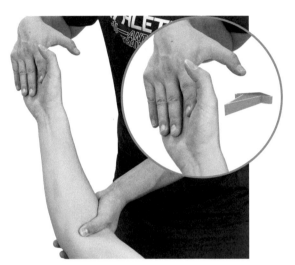
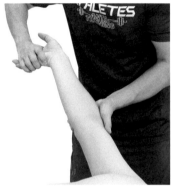

图3.12.4　桡侧腕屈肌等长收缩－放松技术的起始体位

图3.12.5　桡侧腕屈肌等长收缩－放松技术的结束体位

b. 交互抑制技术

治疗师用右手抵住被拉伸者的右手手背。被拉伸者维持右侧腕关节的角度不变，对抗治疗师右手施加的力（治疗师的用力方向如图3.12.6中的箭头所示），等长伸腕6秒（该拉伸技术的起始体位见图3.12.6）。

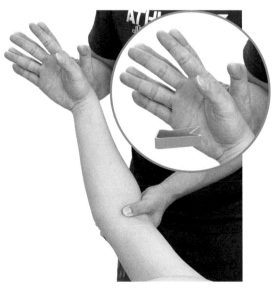

图3.12.6　桡侧腕屈肌交互抑制技术的起始体位

随后被拉伸者放松并深呼吸，在其呼气时，治疗师采用被动拉伸技术尝试进一步扩大其右侧腕关节的被动伸展范围（该拉伸技术的结束体位见图3.12.7）。

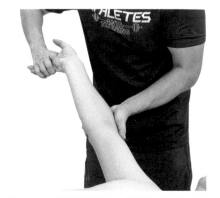

图3.12.7　桡侧腕屈肌交互抑制技术的结束体位

第十三节　掌长肌

一、掌长肌的位置

掌长肌（见图3.13.1）位于前臂前侧，桡侧腕屈肌与尺侧腕屈肌之间。

二、掌长肌的解剖结构

掌长肌起自肱骨内上髁，止于掌腱膜。

三、掌长肌的功能

拉紧掌筋膜。

腕关节屈曲。

轻微的肘关节屈曲。

四、掌长肌的拉伸技术（以右侧为例）

1. 被拉伸者的体位

被拉伸者呈仰卧位，右侧肩关节外展并外旋至最大限度，右侧肘关节伸直，右侧前臂旋后至最大限度，右侧腕关节伸展至最大限度。

2. 治疗师的体位

治疗师面向被拉伸者的面部坐在治疗床上，背部靠着被拉伸者的躯干右侧。

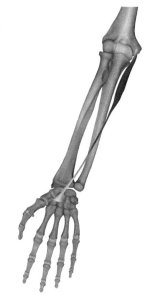

图3.13.1　掌长肌

3. 拉伸技术

I. 被动拉伸

治疗师用左手握住被拉伸者的右手手掌，用右手固定其右侧肘关节上方的内侧（该拉伸技术的起始体位见图3.13.2）。

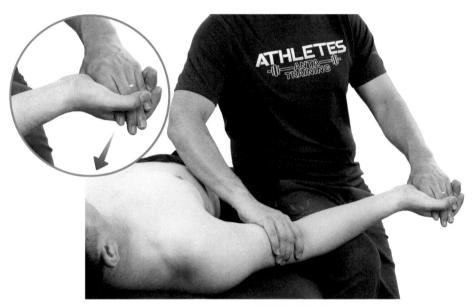

图3.13.2　掌长肌被动拉伸的起始体位

治疗师逐渐使被拉伸者的右侧肘关节伸展至最大限度，随后使被拉伸者的右侧腕关节伸展至最大限度，治疗师的用力方向如图3.13.2中的箭头所示。在活动范围末端维持被拉伸者右侧腕关节被动伸展30~60秒。治疗师使用上述被动拉伸技术再进行2~3次被动拉伸，逐渐扩大被拉伸者右侧腕关节的被动伸展范围，直到该范围无法再扩大（该拉伸技术的结束体位见图3.13.3）。

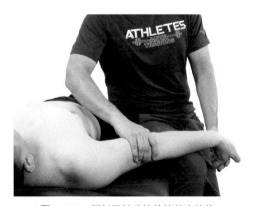

图3.13.3　掌长肌被动拉伸的结束体位

II. PNF拉伸

a. 等长收缩－放松技术

治疗师握法不变。被拉伸者维持右侧腕关节的角度不变，对抗治疗师左手施加的力（治疗师的用力方向如图3.13.4中的箭头所示），等长屈腕6秒（该拉伸技术的起始体位见图3.13.4）。

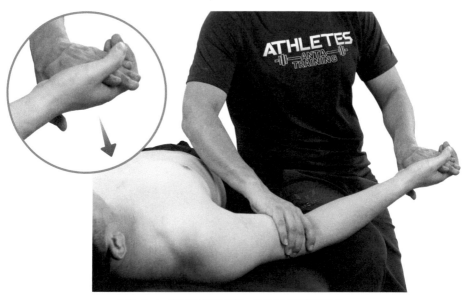

图3.13.4　掌长肌等长收缩－放松技术的起始体位

随后被拉伸者放松并深呼吸，在其呼气时，治疗师采用被动拉伸技术尝试进一步扩大其右侧腕关节的被动伸展范围（该拉伸技术的结束体位见图3.13.5）。

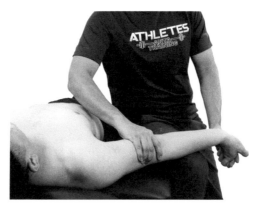

图3.13.5　掌长肌等长收缩－放松技术的结束体位

b. 交互抑制技术

治疗师用左手抵住被拉伸者的右手手背。被拉伸者维持右侧腕关节的角度不变，对抗治疗师左手施加的力（治疗师的用力方向如图3.13.6中的箭头所示），等长伸腕6秒（该拉伸技术的起始体位见图3.13.6）。

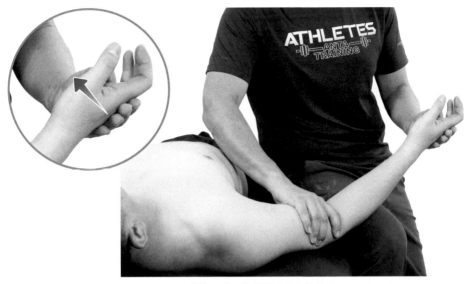

图3.13.6 掌长肌交互抑制技术的起始体位

随后被拉伸者放松并深呼吸，在其呼气时，治疗师采用被动拉伸技术尝试进一步扩大其右侧腕关节的被动伸展范围（该拉伸技术的结束体位见图3.13.7）。

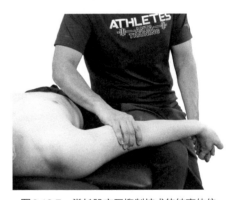

图3.13.7 掌长肌交互抑制技术的结束体位

第十四节 指浅屈肌

一、指浅屈肌的位置

指浅屈肌（见图3.14.1）位于掌长肌深层。

二、指浅屈肌的解剖结构

指浅屈肌起自桡骨内上髁及尺骨、桡骨前面上部，肌腹移行成4条肌腱，分

131

别止于第二～五指中节指骨体两侧。

三、指浅屈肌的功能

第二～五指的近端指间关节屈曲。

协助第二～五指的掌指关节屈曲。

协助腕关节屈曲。

四、指浅屈肌的拉伸技术（以右侧为例）

1. 被拉伸者的体位

被拉伸者呈仰卧位，右侧肩关节外展约90°并外旋至最大限度，右侧肘关节微屈，右侧前臂旋后至最大限度，右侧腕关节伸展至最大限度，右手掌指关节和近端指间关节伸展至最大限度。

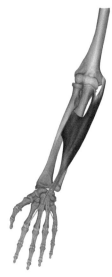

图3.14.1　指浅屈肌

2. 治疗师的体位

治疗师面向被拉伸者的面部坐在治疗床上，背部靠着被拉伸者的躯干右侧。

3. 拉伸技术

I. 被动拉伸

治疗师用左手握住被拉伸者的右手手掌及手指，使其远端指间关节可以自由屈伸，用右手固定被拉伸者右侧肘关节上方的内侧（该拉伸技术的起始体位见图3.14.2）。

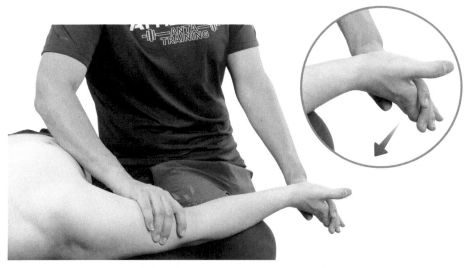

图3.14.2　指浅屈肌被动拉伸的起始体位

治疗师保持被拉伸者右手掌指关节和近端指间关节伸展，随后使被拉伸者的右侧腕关节伸展至最大限度，治疗师的用力方向如图3.14.2中的箭头所示。在活动范围末端维持被拉伸者右侧腕关节被动伸展30~60秒。治疗师使用上述被动拉伸技术再进行2~3次被动拉伸，逐渐扩大被拉伸者右侧腕关节的被动伸展范围，直到该范围无法再扩大（该拉伸技术的结束体位见图3.14.3）。

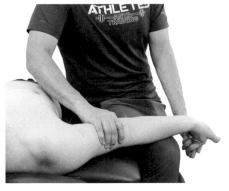

图3.14.3　指浅屈肌被动拉伸的结束体位

II. PNF拉伸

a. 等长收缩－放松技术

治疗师用左手抵住被拉伸者的右手手掌。被拉伸者维持右侧腕关节的角度不变，对抗治疗师左手施加的力（治疗师的用力方向如图3.14.4中的箭头所示），等长屈腕屈指6秒（该拉伸技术的起始体位见图3.14.4）。

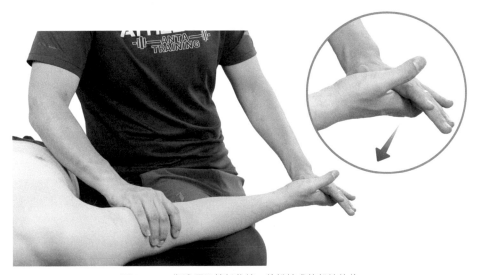

图3.14.4　指浅屈肌等长收缩－放松技术的起始体位

随后被拉伸者放松并深呼吸，在其呼气时，治疗师采用被动拉伸技术尝试进一步扩大其右侧腕关节的被动伸展范围（该拉伸技术的结束体位见图3.14.5）。

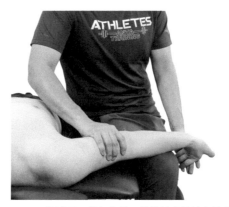

图3.14.5　指浅屈肌等长收缩－放松技术的结束体位

b. 交互抑制技术

治疗师用左手抵住被拉伸者的右手手背。被拉伸者维持右侧腕关节的角度不变，对抗治疗师左手施加的力（治疗师的用力方向如图3.14.6中的箭头所示），等长伸腕6秒（该拉伸技术的起始体位见图3.14.6）。

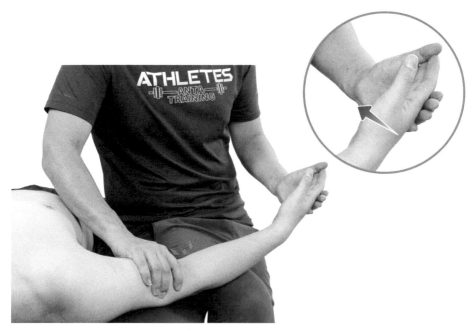

图3.14.6　指浅屈肌交互抑制技术的起始体位

随后被拉伸者放松并深呼吸，在其呼气时，治疗师采用被动拉伸技术尝试进一步扩大其右侧腕关节的被动伸展范围（该拉伸技术的结束体位见图3.14.7）。

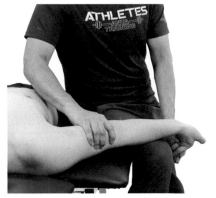

图3.14.7　指浅屈肌交互抑制技术的结束体位

第十五节　旋前圆肌

一、旋前圆肌的位置

旋前圆肌（见图3.15.1）跨过前臂近端和桡侧腕屈肌的外侧。

二、旋前圆肌的解剖结构

旋前圆肌起自肱骨内上髁和尺骨冠突，止于桡骨外侧面中部。

三、旋前圆肌的功能

前臂旋前。

协助肘关节屈曲。

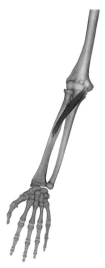

图3.15.1　旋前圆肌

四、旋前圆肌的拉伸技术（以右侧为例）

1. 被拉伸者的体位

被拉伸者呈仰卧位，右侧肩关节外展约90°并外旋至最大限度，右侧肘关节伸直，右侧前臂旋后至最大限度。

2. 治疗师的体位

治疗师面向被拉伸者的面部坐在治疗床上，背部靠着被拉伸者的躯干右侧。

3. 拉伸技术

I. 被动拉伸

治疗师用左手握住被拉伸者右侧腕关节正上方的前臂腹侧，用右手固定被拉伸者右侧肘关节正上方的上臂腹侧（该拉伸技术的起始体位见图3.15.2）。

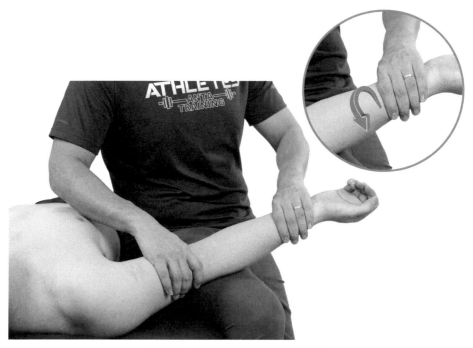

图3.15.2　旋前圆肌被动拉伸的起始体位

治疗师逐渐使被拉伸者的右侧肘关节伸展至最大限度，并且使其右侧前臂旋后至最大限度，治疗师的用力方向如图3.15.2中的箭头所示。在活动范围末端维持被拉伸者右侧前臂被动旋后30~60秒。治疗师使用上述被动拉伸技术再进行2~3次被动拉伸，逐渐扩大被拉伸者右侧前臂的被动旋后范围，直到该范围无法再扩大（该拉伸技术的结束体位见图3.15.3）。

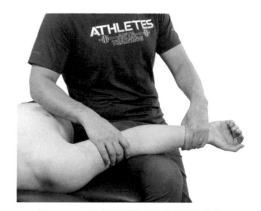

图3.15.3　旋前圆肌被动拉伸的结束体位

II. PNF拉伸

a.等长收缩－放松技术

治疗师握法不变。被拉伸者维持右侧前臂的角度不变，对抗治疗师左手施加的力（治疗师的用力方向如图3.15.4中的箭头所示），使右侧前臂等长旋前6秒（该拉伸技术的起始体位见图3.15.4）。

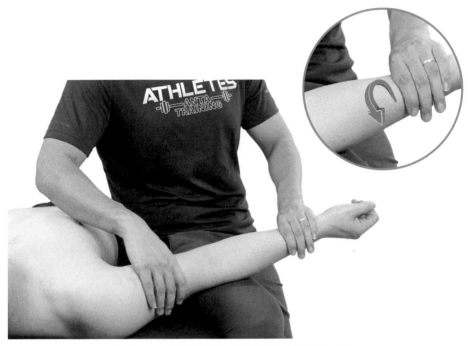

图3.15.4　旋前圆肌等长收缩－放松技术的起始体位

随后被拉伸者放松并深呼吸，在其呼气时，治疗师采用被动拉伸技术尝试进一步扩大其侧右前臂的被动旋后范围（该拉伸技术的结束体位见图3.15.5）。

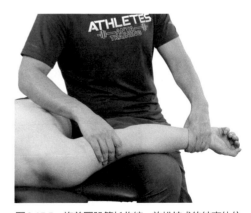

图3.15.5　旋前圆肌等长收缩－放松技术的结束体位

b. 交互抑制技术

治疗师用左手握住被拉伸者右侧腕关节正上方的前臂背侧。被拉伸者维持右侧前臂的角度不变，对抗治疗师左手施加的力（治疗师的用力方向如图3.15.6中的箭头所示），使右侧前臂等长旋后6秒（该拉伸技术的起始体位见图3.15.6）。

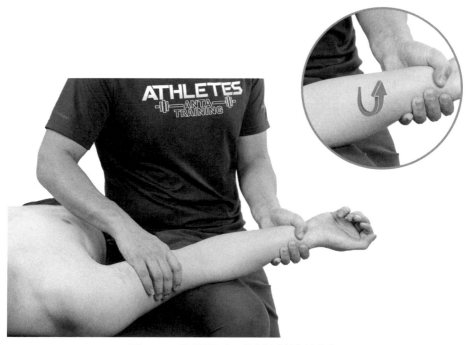

图3.15.6　旋前圆肌交互抑制技术的起始体位

随后被拉伸者放松并深呼吸，在其呼气时，治疗师采用被动拉伸技术尝试进一步扩大其右侧前臂的被动旋后范围（该拉伸技术的结束体位见图3.15.7）。

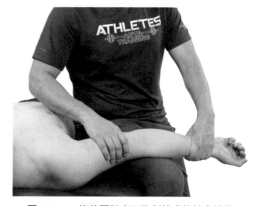

图3.15.7　旋前圆肌交互抑制技术的结束体位

第十六节　旋前方肌

一、旋前方肌的位置

旋前方肌（见图3.16.1）是前臂前群深层肌之一。

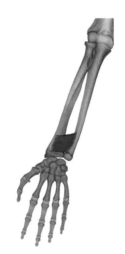

图3.16.1　旋前方肌

二、旋前方肌的解剖结构

旋前方肌起自尺骨远端1/4处，止于桡骨远端1/4处。

三、旋前方肌的功能

前臂旋前。

四、旋前方肌的拉伸技术（以右侧为例）

1. 被拉伸者的体位

被拉伸者呈仰卧位，右侧肩关节外展约45°，右侧肘关节屈曲约90°，右侧前臂旋后至最大限度。

2. 治疗师的体位

治疗师面向被拉伸者的面部坐在治疗床上，背部靠着被拉伸者的躯干右侧。

3. 拉伸技术

l. 被动拉伸

治疗师用左手握住被拉伸者右侧腕关节正上方的前臂背侧，用右手固定其右侧肘关节正上方的上臂腹侧（该拉伸技术的起始体位见图3.16.2）。

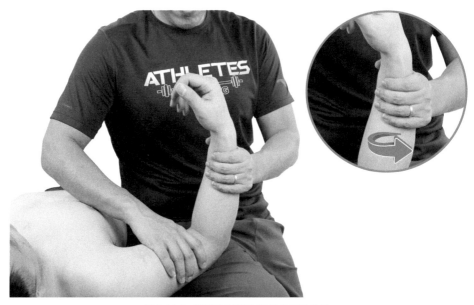

图3.16.2　旋前方肌被动拉伸的起始体位

治疗师逐渐使被拉伸者的右侧前臂旋后至最大限度，治疗师的用力方向如图3.16.2中的箭头所示。在活动范围末端维持被拉伸者右侧前臂被动旋后30~60秒。治疗师使用上述被动拉伸技术再进行2~3次被动拉伸，逐渐扩大被拉伸者右侧前臂的被动旋后范围，直到该范围无法再扩大（该拉伸技术的结束体位见图3.16.3）。

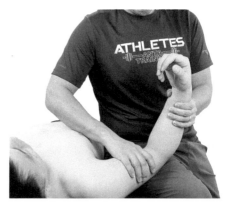

图3.16.3　旋前方肌被动拉伸的结束体位

II. PNF拉伸

a. 等长收缩-放松技术

治疗师握法不变。被拉伸者维持右侧前臂的角度不变，对抗治疗师左手施加的力（治疗师的用力方向如图3.16.4中的箭头所示），使右侧前臂等长旋前6秒（该拉伸技术的起始体位见图3.16.4）。

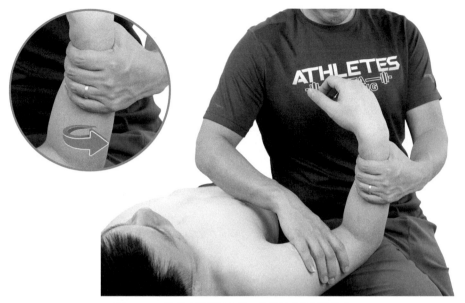

图3.16.4　旋前方肌等长收缩－放松技术的起始体位

　　随后被拉伸者放松并深呼吸，在其呼气时，治疗师采用被动拉伸技术尝试进一步扩大其右侧前臂的被动旋后范围（该拉伸技术的结束体位见图3.16.5）。

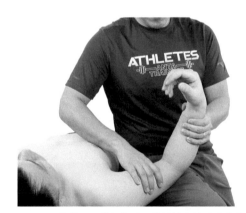

图3.16.5　旋前方肌等长收缩－放松技术的结束体位

b. 交互抑制技术

　　治疗师握法不变。被拉伸者维持右侧前臂的角度不变，对抗治疗师左手施加的力（治疗师的用力方向如图3.16.6中的箭头所示），使右侧前臂等长旋后6秒（该拉伸技术的起始体位见图3.16.6）。

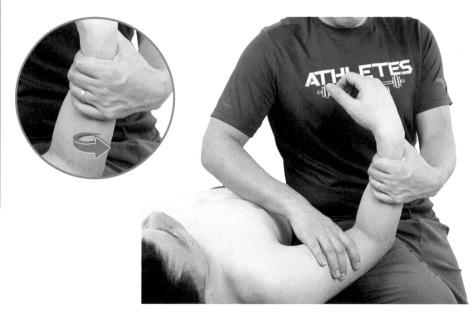

图3.16.6　旋前方肌交互抑制技术的起始体位

随后被拉伸者放松并深呼吸，在其呼气时，治疗师采用被动拉伸技术尝试进一步扩大其右侧前臂的被动旋后范围（该拉伸技术的结束体位见图3.16.7）。

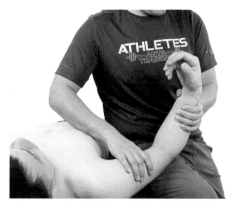

图3.16.7　旋前方肌交互抑制技术的结束体位

肘关节肌肉功能汇总表

肌肉名称	功能
肱三头肌外侧头	肘关节伸展
肱三头肌内侧头	肘关节伸展
肱肌	肘关节屈曲
肱桡肌	肘关节屈曲 使旋后的前臂旋前，并恢复中立位 使旋前的前臂旋后，并恢复中立位

肌肉名称	功能
桡侧腕长伸肌	腕关节伸展 腕关节桡偏 协助肘关节屈曲 轻微的前臂旋后
桡侧腕短伸肌	腕关节伸展 腕关节桡偏 协助肘关节屈曲
尺侧腕伸肌	腕关节伸展 腕关节尺偏 轻微的肘关节伸展
指伸肌	在掌指关节、近端及远端指间关节处伸展第二～五指 腕关节伸展 轻微的肘关节伸展
示指伸肌	在掌指关节和指间关节处伸展示指 腕关节伸展 协助内收示指 轻微的前臂旋后
小指伸肌	在掌指关节和指间关节处伸展小指 腕关节伸展 协助外展小指 轻微的肘关节伸展
旋后肌	前臂旋后 轻微的肘关节伸展
尺侧腕屈肌	腕关节屈曲 腕关节尺偏 轻微的肘关节屈曲
桡侧腕屈肌	腕关节屈曲 腕关节桡偏 轻微的肘关节屈曲 轻微的前臂旋前
掌长肌	拉紧掌筋膜 腕关节屈曲 轻微的肘关节屈曲
指浅屈肌	第二～五指的近端指间关节屈曲 协助第二～五指的掌指关节屈曲 协助腕关节屈曲

肌肉名称	功能
旋前圆肌	前臂旋前 协助肘关节屈曲
旋前方肌	前臂旋前

4

第四章
腕关节肌肉的拉伸技术

第一节　指深屈肌

一、指深屈肌的位置

指深屈肌（见图4.1.1）位于前臂肌群中的深层。

二、指深屈肌的解剖结构

指深屈肌起自尺骨前面和骨间膜，止于第二～五指远节指骨底。

三、指深屈肌的功能

第二～五指的远端指间关节屈曲。

协助第二～五指的近端指间关节屈曲。

协助二～五指的掌指间关节屈曲。

协助腕关节屈曲。

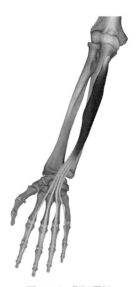

图4.1.1　指深屈肌

145

四、指深屈肌的拉伸技术（以右侧为例）

1. 被拉伸者的体位

被拉伸者呈仰卧位，右侧肩关节外展约90°，右侧肘关节屈曲约90°，右侧前臂旋后至最大限度，右侧腕关节伸展至最大限度，右手掌指关节、近端指间关节和远端指间关节伸展至最大限度。

2. 治疗师的体位

治疗师面向被拉伸者的面部坐在治疗床上，背部靠着被拉伸者的躯干右侧。

3. 拉伸技术

I. 被动拉伸

治疗师用左手握住被拉伸者的右手手掌及手指，使其右手掌指关节、近端指间关节和远端指间关节维持最大伸展限度，用右手固定被拉伸者右侧腕关节上方前臂腹侧（该拉伸技术的起始体位见图4.1.2）。

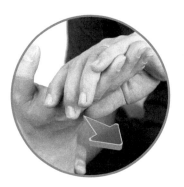
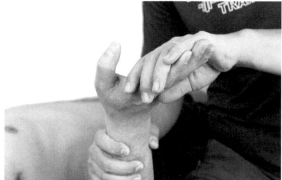

图4.1.2　指深屈肌被动拉伸的起始体位

治疗师使被拉伸者右手掌指关节、近端指间关节和远端指间关节维持最大伸展限度，随后使被拉伸者的右侧腕关节伸展至最大限度，治疗师的用力方向如图4.1.2中的箭头所示。在活动范围末端维持被拉伸者右侧腕关节被动伸展30~60秒。治疗师使用上述被动拉伸技术再进行2~3次被动拉伸，逐渐扩大被拉伸者右侧腕关节的

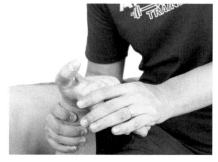

图4.1.3　指深屈肌被动拉伸的结束体位

被动伸展范围，直到该范围无法再扩大（该拉伸技术的结束体位见图4.1.3）。

II. 等长收缩－放松技术

治疗师握法不变。被拉伸者维持右侧腕关节的角度不变，对抗治疗师左手施加的力（治疗师的用力方向如图4.1.4中的箭头所示），使第二～五指等长屈曲6秒（该拉伸技术的起始体位见图4.1.4）。

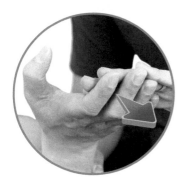
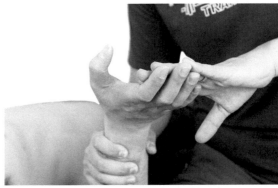

图4.1.4　指深屈肌等长收缩－放松技术的起始体位

随后被拉伸者放松并深呼吸，在其呼气时，治疗师采用被动拉伸技术尝试进一步扩大其右侧腕关节的被动伸展范围（该拉伸技术的结束体位见图4.1.5）。

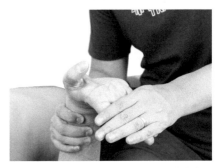

图4.1.5　指深屈肌等长收缩－放松技术的结束体位

第二节　拇长伸肌

一、拇长伸肌的位置

拇长伸肌（见图4.2.1）跨越桡尺远侧关节，构成鼻烟窝的内侧缘。

二、拇长伸肌的解剖结构

拇长伸肌起自尺骨和骨间膜，止于拇指远节指骨底。

三、拇长伸肌的功能

在腕掌关节、掌指关节和指间关节处伸展拇指。

轻微的腕关节桡偏。

轻微的腕关节伸展。

四、拇长伸肌的拉伸技术（以右侧为例）

1. 被拉伸者的体位

被拉伸者呈仰卧位，右侧上臂和肘关节平放于治疗床上，右侧肘关节屈曲约90°，右侧前臂旋前，右侧腕关节呈中立位，右手拇指的掌指关节及指间关节均屈曲并对掌。

2. 治疗师的体位

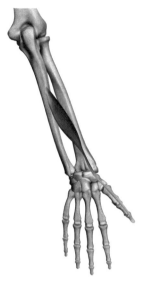

图4.2.1　拇长伸肌

治疗师面向被拉伸者的足部，站在被拉伸者的右侧。治疗师用右手握住被拉伸者的右手拇指并维持其屈曲和对掌的位置，用左手固定被拉伸者右侧前臂桡侧（该拉伸技术的起始体位见图4.2.2）。

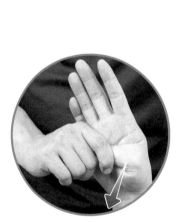
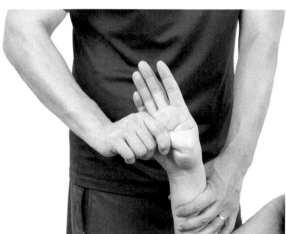

图4.2.2　拇长伸肌被动拉伸的起始体位

3. 拉伸技术

I. 被动拉伸

治疗师逐渐使被拉伸者的右侧腕关节屈曲并尺偏至最大限度，同时使其右侧前臂旋前，治疗师的用力方向如图4.2.2中的箭头所示。在活动范围末端维持被拉伸者右侧腕关节被动屈曲及尺偏30~60秒。治疗师使用上述被动拉伸技术再进行2~3次被动拉伸，逐渐扩大被拉伸者右侧腕关节的被动屈曲及尺偏范围，直到该范围无法再扩大（该拉伸技术的结束体位见图4.2.3）。

图4.2.3　拇长伸肌被动拉伸的结束体位

II. 等长收缩－放松技术

治疗师用右手示指抵住被拉伸者的右手拇指背侧。被拉伸者维持右手拇指各关节的角度不变，对抗治疗师右手示指施加的力（治疗师的用力方向如图4.2.4中的箭头所示），使右手拇指等长伸展6秒（该拉伸技术的起始体位见图4.2.4）。

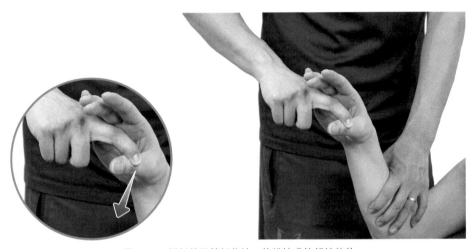

图4.2.4　拇长伸肌等长收缩－放松技术的起始体位

随后被拉伸者放松并深呼吸，在其呼气时，治疗师采用被动拉伸技术尝试进一步扩大其右侧腕关节的被动屈曲及尺偏范围（该拉伸技术的结束体位见图4.2.5）。

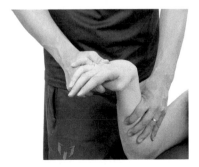

图4.2.5　拇长伸肌等长收缩－放松技术的结束体位

第三节　拇短伸肌

一、拇短伸肌的位置

拇短伸肌（见图4.3.1）跨越桡骨远端的后面，构成鼻烟窝的外侧缘。

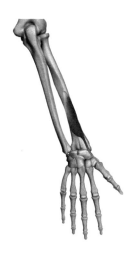

图4.3.1　拇短伸肌

二、拇短伸肌的解剖结构

拇短伸肌起自桡骨和骨间膜，止于拇指近节指骨底。

三、拇短伸肌的功能

在腕掌关节和掌指关节处伸展拇指。

在腕掌关节处外展拇指。

轻微的腕关节桡偏。

四、拇短伸肌的拉伸技术（以右侧为例）

1. 被拉伸者的体位

被拉伸者呈仰卧位，右侧肩关节外展约90°，右侧肘关节伸直，右侧前臂呈中立位，右侧前臂尺侧平放于治疗床上；右侧腕关节呈中立位，其近端置于治疗床的边缘；右手拇指的掌指关节及指间关节均屈曲并对掌。

2. 治疗师的体位

治疗师面向被拉伸者的面部，站在被拉伸者的右侧。

3. 拉伸技术

I. 被动拉伸

治疗师用左手固定被拉伸者右侧前臂桡侧，用右手的虎口卡住被拉伸者的右手拇指以使其右手腕掌关节和掌指关节保持屈曲（该拉伸技术的起始体位见图4.3.2）。

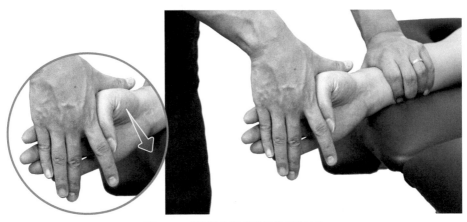

图4.3.2　拇短伸肌被动拉伸的起始体位

治疗师逐渐使被拉伸者的右侧腕关节尺偏至最大限度，其用力方向如图4.3.2中的箭头所示。在活动范围末端维持被拉伸者右侧腕关节被动尺偏30~60秒。治疗师使用上述被动拉伸技术再进行2~3次被动拉伸，逐渐扩大被拉伸者右侧腕关节的被动尺偏范围，直到该范围无法再扩大（该拉伸技术的结束体位见图4.3.3）。

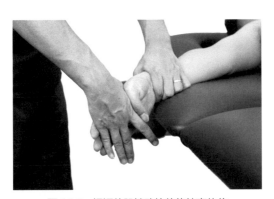

图4.3.3　拇短伸肌被动拉伸的结束体位

II. 等长收缩－放松技术

治疗师用右手示指抵住被拉伸者的右手拇指背侧。被拉伸者维持右手拇指各关节的角度不变，对抗治疗师右手示指施加的力（治疗师的用力方向如图4.3.4

中的箭头所示），使右手拇指等长伸展6秒（该拉伸技术的起始体位见图4.3.4）。

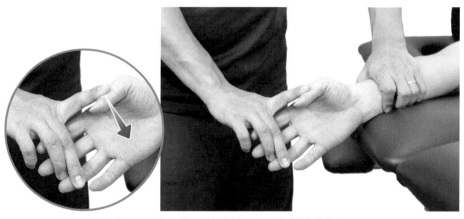

图4.3.4　拇短伸肌等长收缩－放松技术的起始体位

随后被拉伸者放松并深呼吸，在其呼气时，治疗师采用被动拉伸技术尝试进一步扩大其右侧腕关节的被动尺偏范围（该拉伸技术的结束体位见图4.3.5）。

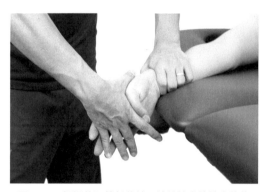

图4.3.5　拇短伸肌等长收缩－放松技术的结束体位

第四节　拇长展肌

一、拇长展肌的位置

拇长展肌（见图4.4.1）位于旋后肌的远端，从尺骨至桡骨斜行穿过。

二、拇长展肌的解剖结构

拇长展肌起自桡、尺骨和骨间膜，止于第一掌骨底。

三、拇长展肌的功能

第一腕掌关节外展。

第一腕掌关节伸展。

腕关节桡偏。

轻微的腕关节屈曲。

四、拇长展肌的拉伸技术（以右侧为例）

1. 被拉伸者的体位

被拉伸者呈仰卧位，右侧肩关节外展约45°，右侧肘关节屈曲，右侧前臂呈中立位，右侧腕关节呈中立位。

2. 治疗师的体位

治疗师面向被拉伸者的面部，站在被拉伸者的右侧。

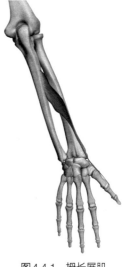

图4.4.1　拇长展肌

3. 拉伸技术

l. 被动拉伸

治疗师将右手大鱼际放在被拉伸者右手第一掌骨的背侧，用右手其余4指握住被拉伸者右手手掌的尺侧缘，用左手固定被拉伸者右侧腕关节上方的前臂（该拉伸技术的起始体位见图4.4.2）。

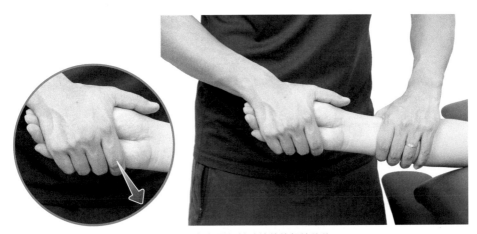

图4.4.2　拇长展肌被动拉伸的起始体位

治疗师逐渐使被拉伸者的腕关节尺偏至最大限度，其用力方向如图4.4.2中的箭头所示。在活动范围末端维持被拉伸者右侧腕关节被动尺偏30~60秒。治疗师使用上述被动拉伸技术再进行2~3次被动拉伸，逐渐扩大被拉伸者右侧腕关节的被动尺偏范围，直到该范围无法再扩大（该拉伸技术的结束体位见图4.4.3）。

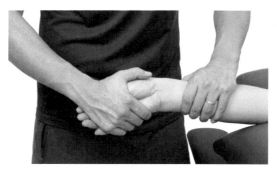

图4.4.3　拇长展肌被动拉伸的结束体位

II. 等长收缩 – 放松技术

治疗师用右手拇指抵住被拉伸者的右手拇指背侧。被拉伸者维持右手拇指各关节的角度不变，对抗治疗师右手拇指施加的力（治疗师的用力方向如图4.4.4中的箭头所示），使右手拇指等长伸展6秒（该拉伸技术的起始体位见图4.4.4）。

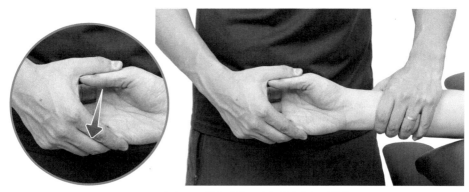

图4.4.4　拇长展肌等长收缩 – 放松技术的起始体位

随后被拉伸者放松并深呼吸，在其呼气时，治疗师采用被动拉伸技术尝试进一步扩大其右侧腕关节的被动尺偏范围（该拉伸技术的结束体位见图4.4.5）。

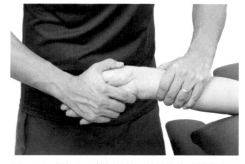

图4.4.5　拇长展肌等长收缩 – 放松技术的结束体位

第五节　拇长屈肌

一、拇长屈肌的位置

拇长屈肌（见图4.5.1）是前臂深层屈肌之一。

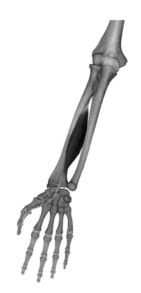

图4.5.1　拇长屈肌

二、拇长屈肌的解剖结构

拇长屈肌起自桡骨前面和骨间膜，止于拇指远节指骨底。

三、拇长屈肌的功能

在腕掌关节、掌指关节和指间关节处屈曲拇指。

协助腕关节屈曲。

四、拇长屈肌的拉伸技术（以右侧为例）

1. 被拉伸者的体位

被拉伸者呈仰卧位，右侧上臂和右侧肘关节平放于治疗床上，右侧肘关节屈曲约90°，右侧前臂旋后，右侧腕关节呈中立位，右手拇指伸展至最大限度。

2. 治疗师的体位

治疗师面向被拉伸者的面部，站在被拉伸者的右侧。

3. 拉伸技术

I. 被动拉伸

治疗师用左手握住被拉伸者的右手拇指并使其伸展至最大限度，用右手固定其右手（该拉伸技术的起始体位见图4.5.2）。

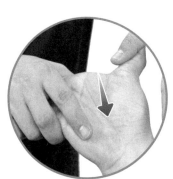
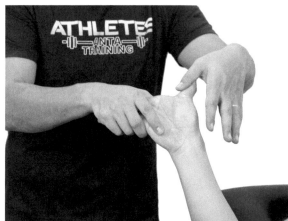

图4.5.2　拇长屈肌被动拉伸的起始体位

治疗师逐渐使被拉伸者右侧前臂旋后至最大限度，随后使其右侧腕关节伸展至最大限度，治疗师的用力方向如图4.5.2中的箭头所示。在活动范围末端维持被拉伸者右侧腕关节被动伸展30~60秒。治疗师使用上述被动拉伸技术再进行2~3次被动拉伸，逐渐扩大被拉伸者右侧腕关节的被动伸展范围，直到该范围无法再扩大（该拉伸技术的结束体位见图4.5.3）。

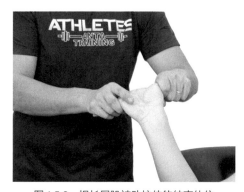

图4.5.3　拇长屈肌被动拉伸的结束体位

II. 等长收缩－放松技术

治疗师用左手拇指抵住被拉伸者的右手拇指屈侧。被拉伸者维持右手拇指各关节的角度不变，对抗治疗师左手施加的力（治疗师的用力方向如图4.5.4中的箭头所示），使右手拇指等长屈曲6秒（该拉伸技术的起始体位见图4.5.4）。

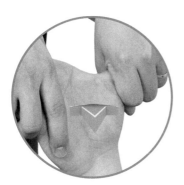
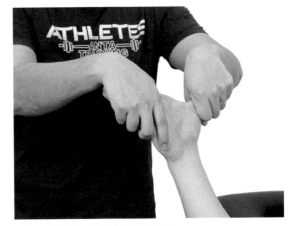

图4.5.4　拇长屈肌等长收缩－放松技术的起始体位

随后被拉伸者放松并深呼吸，在其呼气时，治疗师采用被动拉伸技术尝试进一步扩大其右侧腕关节的被动伸展范围（该拉伸技术的结束体位见图4.5.5）。

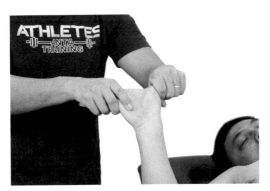

图4.5.5　拇长屈肌等长收缩－放松技术的结束体位

腕关节肌肉功能汇总表

肌肉名称	功能
指深屈肌	第二～五指的远端指间关节屈曲
	协助第二～五指的近端指间关节屈曲
	协助第二～五指的掌指间关节屈曲
	协助腕关节屈曲
拇长伸肌	在腕掌关节、掌指关节和指间关节处伸展拇指
	轻微的腕关节桡偏
	轻微的腕关节伸展

肌肉名称	功能
拇短伸肌	在腕掌关节和掌指关节处伸展拇指
	在腕掌关节处外展拇指
	轻微的腕关节桡偏
拇长展肌	第一腕掌关节外展
	第一腕掌关节伸展
	腕关节桡偏
	轻微的腕关节屈曲
拇长屈肌	在腕掌关节、掌指关节和指间关节处屈曲拇指
	协助腕关节屈曲